T0065292

Cuerpo Tóxico

Cuerpo Tóxico

Como liberar tu cuerpo de las toxinas externas e internas, y evitar asi los efectos de los radicales libres

Dra. Elena Robles

Número de Control de la Biblioteca del Congreso de EE. UU.:		2015917309
ISBN:	Tapa Dura	978-1-5065-0939-6
	Tapa Blanda	978-1-5065-0938-9
	Libro Electrónico	978-1-5065-0937-2

La información, ideas y sugerencias en este libro no pretenden reemplazar ningún consejo médico profesional. Antes de seguir las sugerencias contenidas en este libro, usted debe consultar a su médico personal. Ni el autor ni el editor de la obra se hacen responsables por cualquier pérdida o daño que supuestamente se deriven como consecuencia del uso o aplicación de cualquier información o sugerencia contenidas en este libro.

Información de la imprenta disponible en la última página.

Fecha de revisión: 06/05/2016

Para realizar pedidos de este libro, contacte con:
Palibrio
1663 Liberty Drive
Suite 200
Bloomington, IN 47403
Gratis desde EE. UU. al 877.407.5847
Gratis desde México al 01.800.288.2243
Gratis desde España al 900.866.949
Desde otro país al +1.812.671.9757
Fax: 01.812.355.1576
ventas@palibrio.com
493858

ÍNDICE

La información que contiene este libro no intenta diagnosticar, medicar o impedir que el lector contacte a su medico sobre cualquier dolencia o enfermedad que este padeciendo. Antes cualquier evento como este, siempre consulte con su medico o educador en salud de su área.

Si desea mas información o para conferencias puede contactarme a través del correo electrónico : draelenarobles@gmail.com. O en la pagina www/splendor del otoño/facebook.com

Prólogo

SABER MANEJAR UNA información sobre un tema es importante. Pero tener la habilidad de poner en práctica la manera de aplicar la información, considero tiene mas relevancia a la hora de enfocar la solución a un problema o a una situación.

De eso se trata la información que encontraras en este libro. Porque aunque no lo creas lo mas probable que tu estés tóxico. Pero si solo te siembro esa posibilidad y no te digo que puedes hacer para librarte de eso de nada vale. Y es que hoy en dia, en mayor o menor proporción estamos lidiando con toxinas alrededor nuestro: dentro de nuestras casas, nuestro auto, y nuestro cuerpo. Y esas fuentes portadoras de esas toxinas viven a diario entre nosotros o por que llegan o por que las invitamos a ser parte nuestra.

Podriamos pensar que las toxinas vienieron para quedarse, y hasta creer, o más bien, llegaron y se han a convertido en una arma poderosa para contribuir al desarrollo de muchas condiciones crónicas de Enfermedades como: el cáncer, provocado por el muy temido envejecimiento celular, que a su vez esta provocado por un proceso de inflamación silenciosa debido a la alta exposición de radicales libres de los cuales a veces ni nos percatamos de ellos.

Las toxinas son generadas en nuestro cuerpo desde el exterior como desde nuestro interior. Nuestro cuerpo está dotado de un sistema perfecto para desintoxicarse espontáneamente, o más bien para desechar las toxinas que entren para que no formen parte de la constitución de órganos y sistema, siempre existira la posibilidad de que estos sistemas de desecho se vean imposibilitado de hacer su trabajo debido a que esto provoque una sobrecarga de toxinas, donde el cuerpo entonces comienza a manifestar sígnos y síntomas, a nivel de varios sistemas en el cuerpo que de no tratarse a tiempo provocan enfermedad en el cuerpo producto del ataque de las toxinas que dan como resultado la formación de los llamados radicales libres, que se forman y que tienen la capacidad de enfermar y dañar a las células del cuerpo y provocar el envejecimiento de ellas y hasta la muerte celular.

Con esto en mente me di a la tarea de estudiar e investigar sobre los principios básicos que pueden ayudar a cualquier persona que se interesa por su salud y el cuidado de su cuerpo, no solo por un simple estado gripal, sino más aun de algo que se ha convertido en estos tiempos en algo tan común como agarrar un resfriado, y es el estar "tóxico".

Para esto he estudiado y recopilado información relevante para que a través de esta información, en una forma sencilla pueda servir de guía a cada persona, para que puedas comenzar a practicar los hábitos mas saludables enfocado en el primer pilar para mantener el bienestar y un cuerpo sano que es: *la desintoxicación del cuerpo*, logrando así mantener una buena salud por mucho tiempo; y aun si padece alguna enfermedad pueda mejorar su calidad de vida con estos consejos.

Cuerpo Tóxico, como le he titulado a este libro te ayudara a liberarte de esas toxinas que dañan tu cuerpo. Te llevará a implementar un mejor estilo de vida, para que puedas vivir con Salud, Bienestar y Belleza.

Introducción

LOS PROBLEMAS DE salud que las personas están enfrentando en el mundo, están relacionados básicamente con que el hombre se apartó de *los principios de la alimentación sana y de las leyes naturales* que rigen el buen funcionamiento del cuerpo. Y por otro lado es que los alimentos procesados que hoy consumimos tienen una alta concentración de aditivos químicos conservantes y colorantes, usados para su preservación; que son perjudiciales para la salud. Además existe una alto consumo de azucares refinadas, grasa y sal, los cuales se suman a la gran parte de sustancias adictiva que contribuyen a que en ocasiones el cuerpo se sature de ellas y se provoque lo que se conoce como: *Cuerpo Tóxico,* y esto en parte es debido a la combinación de todos estos alimentos altos en calorías pero pocos nutrientes y que se han popularizado tanto, y han venido a ser de fácil consumo en la dieta diaria. Por otro lado existe hoy en día una alta exposición a agentes tóxicos que hoy abundan en nuestro medio ambiente y que se encuentran en los de uso diario como: productos de limpiezas, de uso personal, conservantes de comidas, electromagnéticos como son la televisión, la computadoras, los teléfonos celulares, y en el medio ambiente la polución, entre otros, que su presencia en el cuerpo produce una condición que está asociada a la mayoría de las enfermedades crónicas padecida en la actualidad por el hombre y la mujer, que es la *Inflamación Silenciosa (Silent Inflamation).*

A la lista anterior no me olvido de los casos que tienen que ver con los malos hábitos de alimentación que provienen de las costumbres familiares y culturales; y ahora en nuestros tiempos, por las modas de las comidas instantáneas, que nos alejaron de esa buena práctica de la alimentación saludable y en familia.

Lo anterior se le suma que la sociedad moderna está viviendo en un constante estrés físico, mental y espiritual. Si espiritual porque todo lo que está rodeando el ambiente en que vivimos tiene una connotación a esos niveles, que traen como consecuencia la inhabilidad de identificar de donde realmente provienen algunas manifestaciones que las personas están enfrentando, y solo se ve en el mundo físico; cuando vemos que por ejemplo el exceso de trabajo o de obligaciones personales, la persona comienza a desarrollar sobrepeso que luego puede convertirse en obesidad; y que a su vez esta puede desencadenar en muchos de los casos en enfermedades crónicas como son: la diabetes, la alta presión, trastornos del corazón, cáncer y otras. Éstas son ocasionadas a su vez, por el estrés de la vida cotidiana o por problemas también de índole emocional y/o espiritual.

Dios no sólo nos creó sanos, sino que nos dio la manera de cómo mantenernos sanos, comenzando primero con la adoración a Él; y segundo, aplicando los principios bíblicos de una alimentación saludable, como lo dice en *Deuteronomio 8:1*: *"Y comerás y te saciaras, y bendecirás a Jehová tu Dios..."*

Con esto en mente, y desempeñando la práctica de mi especifico llamamiento: *el cuidado físico de nuestro cuerpo*, y sobre todo, porque es un mandato divino el que cuidemos nuestro cuerpo me he dedicado a ejercer el don de Dios que Él ha depositado en mí, para poder guiar y aconsejar a muchas (os) a entender y a practicar cómo cuidar su alimentación y nutrición para llegar a tener una mente sana en un cuerpo sano.

En los siguientes capítulos voy de una manera breve y sencilla a llevarte por lo que será tu herramienta para que de una vez y por todas comiences a disfrutar de un *"estilo de vida saludable"*, que creo será de provecho no solo en ti, sino también en tu familia.

Dra. Elena Robles
Especialista en Nutrición

Capítulo 1

CUERPO TÓXICO

ASÍ ES COMO he titulado este libro. Y lo he titulado así: Primero, porque quiero llamar tu atención sobre una condición que muchas personas están padeciendo

(Mujeres y hombres), y las están sufriendo sin estar advertido de lo que les sucede, o que les pudiera suceder. *Segundo*, porque deseo que la información que aquí esta soportada te pueda servir para descubrir lo que a lo mejor tu propio cuerpo te está tratando de decir a través de los síntomas y signos que se están manifestando en ti, pero que no lo habías enfocado desde este punto de vista, para poder confirmar que tu cuerpo este tóxico. *Tercero*, porque aunque es una condición más común hoy en día de lo que pensamos, los profesionales de la salud, los médicos convencionales y especialistas en diferentes ramas, básicamente no manejan ese término del todo, de esta manera, y esto es debido que entre otras cosas la medicina convencional trata más la enfermedad que al enfermo. Estos principios y términos son derivados de la llamada *Medicina Funcional*, que trata a la persona con los diferentes métodos de la medicina alternativa.

Es más común encontrar que en muchos casos se oye hablar sobre estar *"intoxicado"*, pero no *"tóxico"*. Estar *"intoxicado"* es cuando una persona se presenta ante un facultativo medico con una historia de ingesta de comida, con una alta probabilidad de que esa comida pueda haber estado contaminada; y que la persona presenta síntomas gastrointestinales altos o bajos, o una historia de erupción en la piel debido a la administración de una vacuna o uso de algún tipo de medicamento lo cual le produjo esta reacción alérgica, o en aquellos adictos a drogas donde han ingerido sobre dosis de ella y presentan un estado de toxicidad más alto aun de lo que la misma droga produce. A estos tres cuadros clínicos básicamente se le denomina "intoxicación".

Pero tener un "Cuerpo Tóxico", es cuando tu cuerpo se encuentra imposibilitado para eliminar las "toxinas" que han entrado a tu cuerpo por: *las comidas, agentes limpiadores, por el aire acondicionado, la polución, medicamentos, jabones, etcétera*, y que se han alojado en tu cuerpo y tus sistemas normales de desecho se encuentran inhabilitados para proceder a desecharlo de manera natural. Entonces se produce una sobre-carga que lleva a tu cuerpo a debilitarse y a enfermarse o a que pierda la energía natural y la vitalidad, porque estos agentes tóxicos afectan la células del cuerpo hasta el punto de destruirlas por lo que debido a esto se comienza a producir el deterioro celular que trae como consecuencia la enfermedad y en muchos casos la muerte.

Para mantener nuestro cuerpo libre de "toxinas" es hacer lo mismo que nosotros hacemos con nuestra casa, con relación a la basura que diariamente se acumula en ella; porque nosotros diariamente sacamos la basura para que sea llevada a otro lugar y no se pudra dentro de la casa. Así mismo, debemos considerar la basura que se acumula en nuestro cuerpo producto de las substancias de desecho producida por la alimentación y los agentes tóxicos que están entrando a nuestro cuerpo y que a veces ni conocemos que son perjudiciales para nuestra salud; para así tomar interés y cuidado de que esto ocurre en nuestro cuerpo, y estar más atento, a que los desperdicios en nuestro cuerpo solo queden el tiempo que el mismo cuerpo a través de las funciones fisiológicas normales es capaz desechar.

Estas sustancias de desechos pueden ocasionar gases desagradables y mal olientes además de provocar otros síntomas y signos que hacen a nuestro cuerpo sentirse pesado y en casos más serios hasta debilitarse y enfermarse. Un ejemplo es la sudoración excesiva o seca de algunas personas con olores agrios o el mal aliento que algunas personas tienen, muchas veces no solo es una carie dental sino que puede tener otras consecuencias.

Es por esta razón que los especialistas en el área de Medicina Natural, Nutriólogos, Homeópatas, Medicina Holística, consideran que el primer paso para la prevención de enfermedades o para mantener nuestro cuerpo en perfecta salud es someterlo periódicamente a una *desintoxicación*. Esta es la clave que proviene de la Medicina en la Antigüedad, y yo acuerdo también que es más necesaria ahora en nuestro tiempos que en el pasado, porque hoy estamos lidiando con más agentes tóxicos que en al principio de la ciencia médica.

Desintoxicar el cuerpo es un paso fundamental para cuidar y poder disfrutar de un cuerpo fuerte y lleno de energía ayudándolo a librarse de los efectos del medio ambiente que nos rodea, los medicamentos que se ingerimos y de los alimentos que comemos, y de un factor más que se añade a la larga lista es: el alto nivel de estrés, con que hoy viven las personas; y que genera en el cuerpo los peligrosos radicales libres, uno de los responsables del *estrés oxidativo* y por tanto del *envejecimiento celular*.

Capítulo 2

LA DESINTOXICACIÓN DEL CUERPO

AUNQUE NO LO creas en la actualidad tu cuerpo está siendo amenazado constantemente por agentes tóxicos que se encuentran tan cerca de ti como en tu propia casa, como lo son: los artículos que usas diariamente, en los alimentos que ingieres, los detergentes o jabones con que limpias o te aseas, en los pesticidas que usas para evitar los insectos, en la unidad de aire acondicionado con la cual enfrías la temperatura de tu casa, en el sistema de tu computadora y tu teléfono celular, en el medio de transporte que utilizas para trasladarte de un lugar a otro todos los días, o sea tu automóvil o el transporte público, y en el aire que respiras que se encuentra cargado de los desperdicios sólidos desde donde emanan constantemente estas particular y que viajan por los aires.

Los sistemas de ingeniería de los autos emiten agentes tóxicos para nuestra salud que no percibimos ni con la vista ni por medio del olfato, porque muchos de ellos son inholoros o sea no los olemos. Ahora cuando me disponía a escribir precisamente sobre la importancia de la desintoxicación de nuestro cuerpo, abrí mi correo personal y leo sobre una alerta que me enviaron sobre lo que está ocurriendo con los sistemas de aire acondicionado de los autos, donde se está detectando un alto nivel de emisión de gases tóxicos a través del sistema del encendido, y que se considera altamente cancerígeno.

Esto nos podría a llevar a sentir algún tipo de temor al tener que abordar nuestros propios carros, pero pienso que no, cuando se toma la conciencia debida de que hoy en día debemos de estar en conocimiento que en nuestro medio ambiente, y en el procedimiento que se usa para preservar las comidas se usan ciertas sustancia que han sido confirmada como que tienen un alto nivel para ser nocivos para nuestra salud. Además el agua que ingerimos está siendo manejada con un alto grado de agentes químicos dirigidos irónicamente para su purificación y mantenimiento de los equipos y en muchos casos de la producción de alimentos que consumimos diariamente.

Lo triste de todo esto es que ese alto grado de exposición a esos agentes químicos está llevando a que el sistema de defensa del nuestro cuerpo (el Sistema Inmunológico) se vea comprometido; afectando así las funciones metabólicas del cuerpo como son: las hormonales y las digestivas, causando por esta razón deficiencias enzimáticas y deficiencias nutricionales en nuestros cuerpo que lo llevan a debilitarse y a la postre enfermarse.

Por lo tanto más que nunca antes es imprescindible que conozcamos más sobre estos agentes tóxicos que están afectando nuestro medio ambiente y nuestras salud física, y así determinemos valorar nuestro cuerpo; proveyéndole y cuidándolo a través de lo que la misma naturaleza nos regala para usarlo como la medicina de la época en que nos ha tocado vivir, ya que los mismo médicos, científicos han afirmado desde hace mucho tiempo que la mejor medicina es aquella que va dirigida a prevenir y no solo a curar enfermedades y esto está relacionado íntimamente con la alimentación sana.

La desintoxicación del cuerpo, ha sido considerada desde tiempos muy remoto, como el pilar número uno para obedecer los principios naturales del cuidado del cuerpo para mantenerlo en una salud optima y poder así disfrutar de un completo estado de bienestar físico.

Beneficios de la Desintoxicación

- Fortalecer la capacidad del cuerpo para luchar contra las células cancerígenas y luchar contra los radicales libres, combatiendo así con el envejecimiento prematuro.

- Cambiar los hábitos alimenticios y reducir el consumo de azúcar y sal en las comidas, ayudando así a la eliminación de las comidas chatarras y altas en carbohidratos.
- Eliminar toxinas y radicales libres en el cuerpo.
- Purificar la sangre.
- Desinflamar el cuerpo.
- Aumenta la energía corporal.
- Fortalece el sistema inmunológico ayudando a evitar los resfriados y las alergias.
- Ayuda a perder peso.

Los programas de desintoxicación están indicados para realizarse dos a tres veces al año, esto debido a que siempre el cuerpo adquirirá nuevas toxinas que necesitan ser combatidas a través de técnicas o estimulación de los sistemas de desecho del cuerpo, sin olvidar con esto que el cuerpo está dotado de un sistema natural que es estimulado con la comida sana, el beber agua, el ejercicio y el descanso.

Capítulo 3

El PROCESO NATURAL DE LA DESINTOXICACIÓN DEL CUERPO

N UESTRO CUERPO FUE diseñado para auto-sanarse y esto lo hace a través del sistema de desintoxicación.

Para llevar a cabo en nuestro cuerpo la función de *desintoxicación*, existen dos sistemas principales para utilizar los nutrientes de los alimentos y otro para desechar sustancias toxicas o los restos de los alimentos procesados, que son:

1. *Sistema Metabólico*: que su función es la de romper los alimentos en forma usable de *energía*
2. *Sistema de Desintoxicación*: que su función es el de manejar las sustancias en nuestro cuerpo en forma no usable de *desecho*. La desintoxicación es como el cuerpo maneja los desperdicios de comidas que ya no son utilizados mediante el proceso de digestión o de nutrición en el cuerpo.

El sistema de desintoxicación incluye: El hígado, El Colon, La Piel, El Sistema Linfático, Los Riñones y Los Pulmones.

- *El Hígado*: es el órgano maestro de la desintoxicación en el cuerpo. El hígado es capaz de desintoxicar toxinas a través de dos tipos de enzimas que son las enzimas citoquinas p450 y las enzimas conjugativas. Cuando el hígado de una persona funciona adecuadamente le protege de las toxinas del medio ambiente y del metabolismo. Pero es necesario que el hígado sea estimulado adecuadamente para que pueda realizar sus funciones como órgano desintoxicador. Es en el hígado donde se metaboliza el principal antioxidante llamado "Glutatión", que viene a ser el precursor de la desintoxicación en el cuerpo.

- *El Colon*: Es el órgano más importante de eliminación en nuestro cuerpo. Las toxinas que recibe provienen de la dieta y del hígado, las cuales vierte en la bilis y las envía al intestino delgado y luego al intestino grueso. Es necesario que la persona consuma fibra en su dieta pero es importante que así mismo ese bolo salga a través de la defecación diaria 2-3 veces para evitar que ese bolo se compacte y se pudra porque esas son las toxinas que pasan al torrente y son absorbidas en el cuerpo.

- *La Piel*: Es el órgano más grande del cuerpo humano. Su función principal es la de proteger el cuerpo de los rayos ultravioletas del sol. Pero se le denomina también como el tercer riñón, porque es capaz de eliminar toxinas que han entrado al cuerpo a través de pesticidas, lociones, jabones, urea y ácido láctico etc. Además el sudor que ella expira tiene el mismo peso que la orina. El 1 % del sudor contienen toxinas y el 99 % es agua en la transpiración. Si usted no suda, no está sano. La piel es el principal órgano que excreta toxina, por eso es que es tan importante sudar, pero hoy en día en muchos lugares donde se vive la mayoría debajo de un sistema de aire acondicionado que les impide que la piel haga su función a capacidad y de aquí la necesidad de recomendar los baños saunas y estimular a la persona a que haga más ejercicio.

- *El Sistema Linfático*: El sistema linfático en el cuerpo es el rival del sistema circulatorio en expansión y en complejidad. Actúa en el cuerpo como sistema de control de desecho. El sistema linfático contiene *la linfa* que es un fluido incoloro y acuoso que se deriva del plasma sanguíneo de la sangre, principalmente por medio de filtración a través de los capilares dentro de los espacios de los tejidos. La función principal de *la linfa* es: Eliminar el material de desecho de las células corporales y los transfiere a la sangre. Proporciona a las células un entorno fluido adecuado. Actúa como defensa corporal en contra de bacterias y las toxinas invasoras.

- *Los Riñones*: todos los desechos que producen nuestras células, así como las células muertas, forman una masa de toxinas que el organismo debe eliminar. Los Riñones son los principales agentes en esta eliminación: el sistema linfático junta a las toxinas y las transporta hasta la sangre, que las lleva a los riñones, donde se produce un intenso trabajo de filtración, y luego los desechos se expulsan a través de la orina.
- *Los Pulmones*: las toxinas que se generan en el medio ambiente entran a nuestro cuerpo a través del aire que respiramos. Una de las funciones de nuestro cuerpo en el proceso de desintoxicación natural está a cargo de los pulmones porque cada vez que nuestros pulmones exhalan están contribuyendo a purificar el aire contaminado en que entra a nuestro cuerpo permitiendo que el oxígeno en nuestra sangre sea más concentrado y menos contaminado.

Todos estos órganos interactúan dependiendo de la entrada de los agentes tóxicos que entran a nuestro cuerpo a través de: el *medio ambiente, por la dieta y de las emociones*. Cada vez que tú respira, sudas o usas el baño, tu cuerpo está utilizando esos sistemas naturalmente.

Cada sistema en tu cuerpo tiene un componente para desintoxicarse naturalmente esto le da a nuestro cuerpo la propiedad de auto sanarse, es por eso que nuestra responsabilidad entre otras, es el cuidar de esas altas exposición a toxina que pueden provocar que esa capacidad de autosanidad disminuya y entonces comiencen a producirse los estados de sobrecarga que inhabilitan estas funciones naturales.

Las dos líneas de defensa del cuerpo para evitar o controlar la entrada de toxinas son órganos como: la piel y el sistema gastrointestinal; otros como los riñones, el hígado y el sistema linfático son usados para neutralizar y excretar las toxinas que penetran una vez que ellas entran a la línea de defensa. Obviamente es mejor evitar la entrada de toxinas en el primer lugar.

Cuando tu cuerpo esta sobrecargado se encuentra imposibilitada a neutralizar toxinas por lo tanto es vulnerable a desarrollar lo que se le llama *"inflamación silenciosa"* que conlleva a desarrollar degeneración crónica produciendo lo que se conoce como *el proceso de envejecimiento celular,* que son el resultado de tener *"un cuerpo tóxico".* De aquí la importancia que tiene la desintoxicación.

Capítulo 4

LOS SINTOMAS MAS FRECUENTES QUE PRODUCEN LAS TOXINAS EN EL CUERPO

LOS SÍNTOMAS MÁS frecuentes que podrían evidenciar algún grado de toxicidad en el cuerpo son: *persistentes brotes de acné, rash, erupciones en la piel, mal aliento, ulceras en la boca, ojeras, constipación, diarreas, retención de líquido, dolor de cabeza, dolor muscular o articular, gotereo nasal, dolor de garganta, congestión nasal, significante sensibilidad a olores como de perfumen o de limpiadores, sensibilidad a ciertas comidas, gases fétidos, aumento de peso, síntomas premenstrual y síntomas de menopausia aumentados y aumento del peso corporal como sobrepeso. Y en lo más grave, dificultad cognitiva y del pensamiento, inhabilidad para concentrarse.* Y como enfermedades de las cuales se tienen ya confirmado que pueden ser producto a una alta exposición a toxinas podemos citar: *El Alzheimer, El Parkinson,* ciertos tipos de *Cáncer,* además algunos casos de *Obesidad* que están relacionado a una alta exposición a los pesticidas en los alimentos.

En mi experiencia profesional con mujeres con sobrepeso, obesidad y cursando la peri-menopausia y la menopausia, uno de los desbalance más puntuales en ella ha sido el grado de toxicidad que han tenido, pero que luego que se han sometido a una dieta desintoxicante los síntomas han desaparecido y lo más importante han logrado perder el peso tóxico que mantenían y lograr su peso óptimo.

Así que si algunos de estos síntomas lo has sufrido o lo estas padeciendo podrías comenzar a tratarlos con secciones de desintoxicación. Ya que tú mismo puede iniciarlo. Comenzando primero a hacer ciertos cambios que te pueden ayudar a hacer un inventario de tus hábitos y aplicar las recomendaciones que en este libro vas a encontrar. Pero te advierto que de notar en ti algún síntoma o signo de forma crónica persistente, tengas siempre presente el consultar a tu médico o profesional de salud que te puede sugerir un régimen a seguir más cerca de ti.

Una de las maneras que puedes hacerlo para comenzar es contestando este test que a continuación veras y que te ayudara a enfocarte con relación a esos síntomas o signos que puedes estar padeciendo repetidamente y no lo has podido enfocar hasta hoy y así te des cuentas que en que probablemente estés cursando con cierto grado de toxicidad.

TEST PARA DETERMINAR TOXICIDAD

Para ayudarte a conocer algunos síntomas que a lo mejor estas sintiendo por algún tiempo y no sabes con que podrían estar relacionados he escogido este test diseñado por Jeffrey Brand, PhD, autor de: *The 20-Day Rejuvenation Diet Program*, el cual tu puedes contestar cada pregunta colocoandole la puntuación que considere de acuerdo a la intensidad o a la frecuencia. Muchas veces, al identificar estos síntomas, te pueden ayudar a ti y a tu medico si estas cursando con algún grado de toxicidad que debería ser tratado de manera más especifica.

Este test bien lo puedes hacer cada seis meses para que tengas pendiente siempre lo importante que es mantener tu cuerpo alejado o cuidado frente a este enemigo silencioso *"las toxinas"*, las cuales pueden llegar a provocar un problema de funcionabilidad en tu cuerpo.

La manera en que se determina si las toxicidades en tu cuerpo están produciendo algún tipo de síntoma es la siguiente:

En el test cada órgano o sistema está identificado en una columna, y en cada lado existen varios síntomas en cada sección. Dependiendo de si al presente estas sintiéndolo o lo has sentido lo marcas con un número del 1-4, de acuerdo a la severidad y la intensidad. Luego suma la cantidad y lo colocas en el subtotal. Al final sumas todos los subtotales y lo colocas en el total. Ese número indica el grado de toxicidad que tu cuerpo tiene y en que órgano de tu cuerpo se está manifestando.

La puntuación es así:

0= Nunca has sentido ese síntoma
1= Ocasionalmente lo he tenido, pero no severo
2= Ocasionalmente lo he tenido, y es severo
3= Frecuentemente lo he tenido, no es severo
4= Frecuentemente lo he tenido, y es severo

Resultados:

_____ Si tu puntuación total es -25, tu grado de toxicidad es Mínima

_____ Si tu puntuación total es de 25-100, tu grado de toxicidad puede bajar si comienzas a tomar las medidas que mas adelante te presentare.

_____ Si tu puntuación es más de 100, el grado de toxicidad en tu cuerpo es alto y debes

Buscar o asesorarte con tu médico o profesional de salud si esto está afectando tú

Cuerpo aun no estés padeciendo alguna enfermedad al presente.

TEST DE TOXICIDAD

Piel
_____ Acne
_____ Rash, piel seca, hives
_____ Perdida de pelo
_____ Calorones
_____ Sudoracion excesiva

Subtotal _____

Corazón

_____ Irregular latidos

_____ Rapido latidos

_____ Dolor de pecho

Subtotal _____

Pulmones

_____ Congestion

_____ Asma, bronquitis

_____ Corto de respiración

_____ Dificultad al respirar

Subtotal _____

Cabeza

_____ Dolor de Cabeza

_____ Mareos

_____ Insomnio

_____ Desfallecimiento

Subtotal _____

Ojos

_____ Picor en los ojos

_____ Lagrimeo

_____ Inflamación en los parpados

_____ Bolsas en los ojos, ojeras

_____ Vision borrosa

Subtotal _____

Oidos

_____ Picor en los oídos

_____ Infeccion en los oídos

_____ Supuracion por los oídos

_____ Ruidos en los oídos

Subtotal _____

Nariz

_____ Nariz tupida

_____ Sinusitis

_____ Ataques de estornudos

_____ Excesiva formación de moco

_____ Hay Fever

Subtotal _____

Boca/Garganta

_____ Tos crónica

_____ Dolor de garganta frecuente

_____ Ulceras en la boca

_____ Ronqueras

_____ Descoloración de la lengua, encías y labios

Subtotal _____

Sistema Digestivo

_____ Nauseas y vomitos

_____ Diareas

_____ Constipacion

_____ Gases fetidos

_____ Eruptos frecuentes

_____ Dolor de estomago

Subtotal _____

Muscular/Articulacion

_____ Dolor o altralgia

_____ Artritis

_____ Limitacion de movimientos

_____ Dolor o fatiga muscular

_____ Debilidad o cansancio

Subtotal _____

Energía/ Actividad

_____ Fatiga

_____ Letargia/ apatía

_____ Hiperactividad

_____ Desasociego

Subtotal _____

Peso

_____ Antojos por ciertas comidad o bebidas

_____ Peso excesivo

_____ Comer compulsivamente

_____ Retension de agua

_____ Bajo peso

Subtotal _____

Mente

_____ Pobre memoria

_____ Confusion, pobre comprensión

_____ Pobre concentración

_____ Pobre coordinación física

_____ Dificultad para tomar decisiones

_____ Hablar lento

_____ Dificultad para apender

_____ Aturdimiento

Subtotal _____

Emociones

_____ Cambio de Animo

_____ Ansiedad, nerviosismo

_____ Depresion

_____ Irritabilidad, agresividad

Subtotal _____

Otros

_____ Enferma frecuentemente

_____ Orina frecuente o ungente

_____ Picor genital o flujo

Subtotal _____

Resultado final es la suma de todos los sub-totales **Total** _____

El autor de este test puntualiza con relación a las medidas a tomar para controlar o tratar cualquier grado de toxicidad es:

- *Identificar, eliminar o reducir la exposición de cualquier exotoxina.* Las exotoxinas provienen de afuera de nuestro cuerpo y las endotoxinas que provienen de adentro de nuestro cuerpo a lo cual una persona podría ser sensitiva. Las sustancias producidas dentro de nuestro cuerpo o sea las endotoxinas son los anticuerpos o las hormonas.
- *Mejorar la habilidad de nuestro cuerpo para la desintoxicación y excreción en forma de sustancias no toxicas.*
- *Soportar las funciones de los sistemas hormonales, inmunológicas, y nerviosas en el cuerpo.*

Debido a que cada persona puede responder de manera diferente a la exposición de las toxinas en tiempo diferentes, muchos médicos podrían no reconocer una condición crónica de toxicidad hasta que en muchas veces se ha desarrollado una enfermedad.

Por ejemplo, la dieta del americano promedio contiene una alta cantidad de azúcar. Aproximadamente una persona se consume 150 libras de azúcar al año, esto a su vez es alta en grasa y baja en fibra, lo que trae como consecuencia que se produzca una toxicidad en el sistema gastrointestinal caracterizado por estreñimiento y/o constipación lo cual provoca un desbalance de la flora intestinal que ha sido relacionado con el desarrollo de *fatiga crónica, depresión, desorden digestivo, PMS, artritis reumatoidea, sobre crecimiento de bacteria intestinales y levaduras,* en algunos casos hasta ciertos tipos de *cáncer* se han identificado en personas que tuvieron largo tiempo con síntomas que eran primariamente tóxico.

Capítulo 5

COMO EVITAR LA TOXICIDAD EN EL CUERPO

LUEGO DE CONTESTAR el test anterior, puede que te preguntes ¿y qué puedo hacer ahora, si de acuerdo a la calificación ciertamente mi cuerpo esta tóxico? Si esta es tu pregunta aquí te presento una serie de consejos prácticos que te ayudaran a evitar y a fortalecer tu cuerpo contra los ataques de toxinas que todos enfrentamos, y que en uno son más evidentes que en otros por varias razones, y unas cuantas de ellas vas a leer a continuación y vas a comenzar a ponerlas en prácticas.

Más adelante veras algunas técnicas, guía de suplementos vitamínicos y comidas que son aconsejadas para que puedas tratar de manera natural la desintoxicación de tu cuerpo pero poniendo todo tu esfuerzo para que esto se *transforme en ti en un estilo de vida saludable.*

A continuación una lista de lo que aconsejan los experto para contrarrestar las toxinas.

1. *Reducir la exposición a los agentes tóxicos:* Esto lo puedes lograr haciendo un inventario de sus hábitos alimenticos. El asegurarte de cómo puedes prevenir la entrada de agentes tóxicos a tu cuerpo comienza con:

a) *Comiendo una dieta saludable:* esto es alimentos preferiblemente frescos, libre de antibióticos u hormonas, pesticidas, herbicidas, pesticidas y preservativos. Use un producto derivado de fuentes naturales. Se recomienda que usemos agentes de limpiadores como el cloro en proporción de agua y cantidad de cloro para lavar las frutas o vegetales que no provienen de fuentes orgánicas, para de esta manera estén más limpios de los pesticidas y de los conservantes.

b) *Coma una dieta alta en antioxidantes-ricas en fito-nutrientes*: como son el comer de 5 a 9 clases de frutas frescas y vegetales cada día. Estas frutas y vegetales incluyen: cítricos, crucíferos como: vegetales: brócoli, calabacín, coliflor, coles de Bruselas, naranjas rojas, ajo y soya. Y las algas marinas y las algas de agua dulce. Este tipo de dieta es conocida como modificadoras biológicas porque concede a tu cuerpo la habilidad de lidiar con las toxinas y destruirlas.

c) *Ingiera Vitaminas Antioxidantes y Nutraceuticos como son*: Coenzima Q10, Omega 3 EFAs, L-Carnitina, Alfa-lipoico acido, N-Acetyl cysteina, Flavonoide, Ajo, Vitamina E y C, Caroteno (Lutein, Lycopen), Calcio, Magnesio, Selenium, Vitamina A, Vitamina B, Enzimas

2. *Evite los Xenoestrogenos tanto como le sea posibles.* Los xenoestrogenos son agentes que mimetizan los estrógenos. Los xenoestrogenos provocan una estimulación en los receptores de estrógeno en nuestro cuerpo y pueden causar anormal crecimiento de células y tejidos. Hay pruebas que confirman que una gran cantidad de mujeres padeciendo cáncer de seno, cáncer de próstata en el hombre y otros han sido producido por la presencia de los xenoestrogenos. La manera de cómo evitarlo es consumir productos lácteos y carnes orgánicas.

3. *Evitar los Xenobioticos*: estos se encuentran en productos de consumos como son jabones, limpiadores productos de lavar, spray ambientadores, gasolina, vapores, plásticos, perfumenes, DDT y pesticidas. Los xenobioticos pueden también mimetizar los estrógenos y causar cáncer de seno porque pueden ser transportados fácilmente a los senos y provocar una división celular anormal. Para evitarlo trate de comprar en mercados pequeños que aun usan formas antiguas de procesamiento inclusive el papel. No use la microonda para calentar con papel plástico. Consuma Scualane y Aceite te Oliva Virgen, aceite de arroz, aceite de hígado de tiburón y aceite de germen de trigo para

cocinar y para las ensaladas que puede comprar en los mercados orgánicos o "Whole Food". Es bien recomendado que las mujeres a partir de sus 40, deberían de consumir Scualane en su dieta y el Aceite de Oliva, este se considera un alimento probado para evitar el cáncer y forma parte importante de la dieta mediterránea, una dieta conocida por la poca incidencia de cáncer en quienes las usan. Colocar 1 cucharada de aceite de oliva en la ensalada y vegetales diariamente.

4. *Sustituya los productos de limpieza*: usando preferiblemente bicarbonato de sodio, jabón de castilla, limpiadores a base de cítricos que no tienen petroquímicos, vinagre blanco, agua destilada o productos que han sido elaborado orgánicamente.

5. *Purifique su medio ambiente*: Uno de los medios más naturales para hacerlo es colocar plantas en las habitaciones de su casa u oficina. Ellas son excelente para la eliminación que entra a través del aire acondicionado y el polvo. Y en cuando puedas considere comprar un purificador de aire para el hogar. Trate de no usar los spray ambientadores cuando sus etiquetas no reportan las cantidades de agentes tóxicos. En vez utiliza las velas orgánicas para ambiental tu casa.

6. *Proteja su sistema auditivo*: Si, nuestro sistema auditivo puede ser afectado o puede estar tóxico debido a altos decibeles de sonido. Por encima de 90 decibeles de sonido son muchos los síntomas que se pueden producir en una persona. Por el contrario la música suave puede llevar a una persona a relajarse e inclusive esos bajos niveles son usados en casos de personas padeciendo de ansiedad, dolor de cabeza, y alta presión. Y por el contrario los sonidos altos han sido relacionado con el desarrollo de estrés y de alta presión, arritmias cardiacas resultantes de depresión de magnesio.

7. *Cuide la luz que entra por sus ojos*: La cantidad correcta que entra por nuestros ojos es también una manera de combatir la toxicidad en el cuerpo. Esto es así porque la luz que entra por nuestro ojos estimula nos neurotransmisores que se

encuentran en la glándula pineal y la pituitaria en el cerebro y que son las que controlan nuestro sistema endocrino (hormonal). La correcta cantidad del luz (full spectrum) es importante para nuestro bienestar por eso el pionero de la fitobiologia John Ott sugiere que esa cantidad de luz que necesitamos diariamente sea mejor tomada de la luz del día y no de la luz de una lámpara en la casa o en la oficina en la computadora. Es por eso que el sugiere que pasemos un tiempo a la luz del sol cada día. Debido al tiempo en que vivimos existen equipos de luces con Full Spectrum que simulan luz natural, hoy se usan dentro y fuera de la casa durante el invierno en países con invierno largos para evitar los episodios de depresión.

8. *Evite exceso de radiación:* Cuando oímos hablar de radiación solemos relacionarlo con el tener precaución cuando somos sometidos a estudios de rayos x, debido a alguna condición médica que requiera el uso de esas pruebas diagnósticas. Pero no es así del todo, porque hoy en día los campos magnéticos de radiación se encuentran en todo lugar, y hasta en los edificios como en las casas donde vivimos. El estar expuesto a altos niveles de radiación es difícil debido a que no lo vamos a descubrir mediante algún tipo de olor o color que percibimos, ya que no emanan siempre olor. Las radiaciones son causante de muchos casos de cáncer del pulmón en personas que nunca han fumado. Pero para exponerte lo menos posible, una forma de hacerlo es que cuando tengas que ser evaluada por alguna condición medica y tu medico considera realizarte un estudio radiográfico le pidas a tu doctor que si en supremamente necesario hacerlo, o si habría otra alternativa diagnostica a ese estudio para el manejo de esa condición que presentas, ya que la radiación una vez entra a tu cuerpo se queda de por vida en las células de tu cuerpo.

9. *Removiendo campos electromagnéticos en tu hogar:* Hoy en día, ¿donde no hay un equipo electrónico en el hogar? Desde radios, teléfonos inalámbricos, celulares, reloj, televisión, equipos de sonido, mantas térmicas etc. Estas emisiones electromagnéticas son responsables en muchos casos de

producir alteración celular, cambios en el ritmo cardiaco, disminución de la melatonina y promover el crecimiento de tumores. Uno de los síntomas más comunes y evidentes que se encuentra hoy en día es el alto porcentaje de mujeres y algunos hombres que no pueden dormir. En muchos, de ellos se ha evidenciado la presencia electromagnética en su habitación y oficina. Y lo que sucede es que en muchos casos tenían sus aparatos de televisión en sus habitaciones y lo veían hasta altas horas de la noche. Otros casos más críticos es de pacientes con arritmias cardiacas donde se les encontró una depleción de magnesio y potasio que los llevo a una muerte súbita. Estos ejemplos son algunos de muchos que la medicina convencional no trata de esta forma pero hoy en día existe lo que llamamos la medicina alternativa utilizada en los centros denominados Med Spa, que busca más enfáticamente la etiología de los síntomas y la enfermedad relacionada con el medio ambiente y no solo físicamente.

10. *Cuidado dental:* Te parecerá extraño, pero si es necesario, esto va dirigido en aquellas personas que poseen amalgamas en su dentaduras y esto es debido a que esas amalgamas tienen un alto nivel de mercurio, de cobre, estaño y plata. El mercurio principalmente cuando entra en las células, los sistemas inmunitarios del cuerpo pueden identificarla como una célula anormal que debe ser destruida. Lo interesante de esto es que el sistema inmunológico puede entonces formar un anticuerpo contra células normales de su cuerpo y parecen anormales al contener mercurio. Es importante que visites tu dentista y sea el quien determine si la cantidad de amalgama que tenga pueda ser considerada para remoción por las de porcelana de hoy en día.

11. *Beba bastante agua:* El agua es considerada el mejor y más abundante agente desintoxicador del cuerpo. Se recomienda que una persona debe de ingerir diariamente de 6-8 vasos (de 8 onzas cada uno) de agua. El agua forma parte de todas las funciones fisiológicas en el cuerpo e interviene en el manejo de las sustancia de

desecho provocando una desintoxicación permanente. Se recomienda el agua embotellada antes que la del grifo eso también depende del área geográfica en que estés. Y lo más adecuado es utilizar el agua filtrada para así evitar el paso de todos esos agentes nocivos al cuerpo, incluyendo el agua de las duchas de baño, ya que una alta proporción de toxinas entra a nuestro cuerpo a través de la piel.

El Agua Alcalina: El uso de este tipo de agua ayuda a alcalinizar los tejidos, es un paso importante para desintoxicar el cuerpo porque las células se desarrollan en un medio alcalino pero se llenan de desecho metabólicos y toxinas en un medio acido.

12. *Preste atención a sus emociones:* ¿Habías escuchado alguna vez que nuestras emociones pueden ser causa de que nuestro cuerpo este intoxicado? La respuesta es, Si, pues tanto el estrés como las emociones negativas pueden oxidar las grasas buenas de nuestro cuerpo (Lipoproteína de baja densidad (LDL), de la misma manera que son afectadas en personas fumadoras o que tienen una pobre dieta. Es por eso que es necesario que al momento o en el tiempo que estas procediendo a desintoxicar tu cuerpo lo hagas de una manera mental y física. Se aconseja que debes de acompañarlo de pensamientos positivos que causen un estado de felicidad, igualmente el de bajar el nivel de estrés que estas acostumbrada en el diario vivir, y los resultados serán más rápido.

13. *Chequea los productos de uso personal:* Maquillajes, lociones, jabones, lápiz labial, perfumenes, desodorantes, perfumadores, tintes etc. En ellos se encuentra muchas veces ingredientes que resultan altamente tóxico y hoy en día son muy común en las tiendas. Una manera de evitarlo es colocar el perfumen sobre la ropa y no sobre la piel. En su gran mayoría cuando son de marcas no reconocida tienen niveles altos de sustancias toxicas. Y es el caso de los tintes de pelo que algunos suelen tener una alta cantidad de PPd o p-fenilenediamine, una sustancia que esta relacionada con la enfermedad de linfoma de Hodgkin. Este ingrediente se ha encontrado y se encuentran hasta en los denominados

productos naturales. Otros contienen amoniaco, formaldehido, triclosan, clorhidrato de aluminio que están presentes en los desodorantes. El tolueno un disolvente similar al benceno que está presente en las colonias y perfumen. En fin cuando vayas a comprar o a sustituir lo que tienes busca información sobre estos cosméticos cuales son los que están libres de estos ingredientes al momento de adquirirlos.

Teniendo en cuenta estos conocimiento, y sobre todo practicándolo haciendo por lo menos dos a tres secciones al año de desintoxicación alimenticia, tu cuerpo ganara más energía y sobre todo se mantendrá con mejor salud.

TÉCNICAS PARA LA DESINTOXICACIÓN

Así como hemos visto que el cuerpo posee su propio sistema para desintoxicarse de una forma natural, también existen métodos que podemos implementar para que este proceso de desintoxicación ocurra de manera natural.

Una manera de hacerlo es implementando técnicas que aunque parezcan sencillas van y ejercen un buen papel a la hora de que lo implantemos como un habito, como un estilo de vida saludable, porque al hacerlo el sistema sanguíneo se estimula y por así decir ayuda a remover cualquier taponamiento de sustancias de desechos que en ocasiones están alrededor de los diferentes órganos, y en los tejidos. Es algo así como destapar una tubería de un sistema de agua. Esto contribuirá a disminuir el desarrollo de inflamación silenciosa en el cuerpo.

Aquí algunas de las técnicas que Ud. mismo puede realizar en su casa.

• *Terapia de Baño:*

Una tercera parte de las toxinas pueden ser eliminadas a través de la piel durante el baño o cuando sudas por el ejercicio. Una manera de hacerlo es como sigue: Durante 2 semanas: Llena la tina de agua a temperatura aceptable. Colocas ½ taza de Bicarbonato de Soda (Baking Soda), en el agua. Introdúcete en la tina con agua por 10-20 minutos. Luego continúas con tu baño habitual. Puedes realizar este baño 2 veces a la semana.

Después de dos semanas, dependiendo de cómo te sientas, escoge una de estas alternativas

1. *Cuanto te sientas fuerte:* Colocas ¼ de sal de Epson en la tina llena de agua y sumérgete por 10-20 minutos.
2. *Cuando te sientas bien:* Colocas ¼ de sal de Epson y ¼ de Bicarbonato de Sodio (backing soda)
3. *Cuando te sientas cansada, cargada y frágil:* Colocas ½ taza de Bicarbonato de Soda (Baking Soda) en la tina y sumérgete en la tina de 10-20 minutos.
4. *Cuando quieras hacer un baño sencillo:* Puedes escoger una combinación de ¼ de sal de Epsom o Bicarbonato de Sodio en agua tibia y con una toalla pequeña sumergirla y luego pásala por todo el cuerpo. Luego sécate el exceso de agua.

Después de cada baño, toma una ducha y con una pequeña toalla frótatela con movimientos circulares. Luego viste ropa limpia.

- *Cepillado de la Piel:*

Otro método para estimular la desintoxicación del cuerpo es realizar un cepillado de la piel con un guante de loofah o una esponja de fibras de vegetales por lo menos dos veces a la semana.

- *Masajes Corporales:*

Los masajes corporales estos realizados por un (a) especialista en su rama ayudan a asistir la desintoxicación a través del sistema linfático y el sistema circulatorio. El activar estas áreas puede ayudar a relajar los músculos abdominales y producir un mejor tránsito de los desperdicios sólidos de los intestinos. Los masajes también son de ayuda disminuyendo la actividad de la hormonas del estrés, las cuales pueden debilitar el sistema inmune.

- **Drenaje Linfático:**

El limpiar el sistema linfático provee al cuerpo la liberación de la sobrecarga de toxina. El ejercicio puede aumentar el flujo catorce veces más que cualquier otra técnica de desintoxicación. Siempre es recomendable el consultar un especialista en esta área de drenaje linfático antes de proceder a practicar esta terapia.

- **Envolturas Corporales:**

Las envolturas corporales a base de algas, aloe vera y aceites esenciales de hierbas selectas, como eucaliptos, juniper, rosmery y sage, son usadas con una eficacia en las terapias para desintoxicar ya que estimulan el sistema linfático y la circulación para ayudar a movilizar las toxinas a la vez que mejoran la calidad de la piel.

- **Baños Saunas:**

Es otra modalidad de terapia de calor, que ayuda a forzar las toxinas a salir a través del sudor. Debe usarcé con precaución, y estar seguro de que se está bien hidratado antes y después de cada sección.

- **Sauna Infrarrojo:**

Contrario a los baños de saunas que la temperatura puede llegar a subir por encima de 180 grado, en los sistema de sauna infrarrojo la temperatura es moderada a 110 grados. Esta suave temperatura penetra todas las partes del cuerpo y ayuda a:

1. Ejercitar el sistema cardiovascular;
2. Limpia profundamente el cuerpo de toxinas
3. Relaja los músculos y el dolor;
4. Reduce fatiga y tensión;
5. Ayuda a bajar el peso y quemar calorías;
6. Ayuda a reducir la inflamación y el edema;
7. Ayuda en la hipertensión y las cardiomiopatía;

Los baños de sauna son la mejor opción para aumentar la temperatura del cuerpo y abrir los poros para permitir que las toxinas salgan. Cuando la temperatura aumenta, la piel comienza expirar y las toxinas, pesticidas, y los petroquímicos almacenados por años.

Otros Métodos de Desintoxicación del Cuerpo:

- *Cámara de Oxigeno Hiperbárica:*

Son usadas principalmente para oxigenar los tejidos. En esta cámara la persona es introducida, y se libera oxígeno a presión. Usualmente los tratamientos tienen una duración de una hora. Las personas que más se benefician en estos tratamientos son aquellas que han padecido de Accidentes Cerebrovasculares (Stroke), Infecciones Crónica, personas con Síndrome de Fatiga Crónica.

- *Terapias Gastrointestinales:*

Una de las formas más económicas y poderosa es tratar la desintoxicación a través de modificar la alimentación. Que consiste en aumentar el consumo de frutas y vegetales, jugos no procesados, agua, yogur orgánico, que pueden a ayudar a eliminar las toxinas.

- *Terapia del Intestino Delgado:*

Consiste en agregar enzimas digestivas a la suplementación diaria, ya que a medida que se enveceje, el ácido clorhídrico del estómago disminuye, resultando en una reducción de la absorción de los nutrientes y provocando una insuficiente digestión de las proteínas, disminuyendo la circulación de la bilis y reduciendo los niveles de las enzimas pancreáticas. Estas deficiencias pueden eventualmente llevar al crecimiento de bacterias y de crecimiento de ciertos paracitos en el intestino delgado. Tomando Enzimas (incluyendo: proteasa, amilasa, y lipasa), durante cada comida puede ayudar a preservar órganos vitales.

Desintoxicación de Órganos Vitales

- **Terapia del Colon:**

La desintoxicación a través del colon se recomienda para realizarla periódicamente usando suplementos a base de ingredientes combinados a base de: enzimas, hierbas, nutrientes y absorbentes de toxinas, los cuales están diseñados para ayudar a remover la falsa membrana mucosa que cubre el intestino y secuestra las toxinas. Algunos de esos preparados contienen: semillas de linaza (flax seed) pectin, psylium, cascara sagrada, senna triphala, y otros que como estos ayudan a la salud de los intestinos.

- *Limpieza de Hígado:*

El hígado es considerado el principal órgano para desintoxicación del cuerpo. Una de la mejor manera de evitar la toxicidad en algunas personas que toman alcohol, usan drogas, grasas saturadas. Una combinación de jugos cítricos, ajo, aceite de oliva y raíz de jengibre, puede ser usado periódicamente en la mañana en ayuna para alcanzar una desintoxicación natural del hígado. Pero hay numerosos suplementos alimenticios con ingredientes como ácido lipídico, carnitina, colina, dandelion, glutatión, inositol y milk thistle, phyllium, quercetin y taurine. Todos con el fin de hacer que ese órgano tan importante en el cuerpo se mantengan lo más libre de toxina posible.

- *Estimulación del Sistema Linfático*

El fluido que corre en el cuerpo a través del sistema linfático es dos veces más que la cantidad de sangre circulante en el cuerpo. El sistema linfático está íntimamente relacionada a el sistema inmune o sistema de defensa del cuerpo. Ese fluido o linfa que corre por el sistema linfático, baña las células, desechando cada toxina y productos tóxicos. Ese fluido linfático carga las toxinas y metabolitos hacia el hígado a través de una serie de estaciones conocidas como *nódulos linfáticos*, donde las impurezas son filtradas, detoxificadas, desarmadas y excretadas a través de los riñones. Hay varios estudios realizados por renombrados cardiólogos que afirman que existe una relación entre la desintoxicación del sistema linfático y la prevención del cáncer y enfermedades del corazón.

Existen otros métodos para desintoxicación del cuerpo que son específicos como son: Parásitos, Enfermedad de Lyme Metales Pesados, Infecciones por Hongos, Virus. Que de estar presente una evaluación por su médico determinara los pasos a seguir.

Desintoxicación a través de los Alimentos

Si has tomado la iniciativa de comenzar a desintoxicar tu cuerpo, los alimentos son las forma más prácticas del que puedes echar mano para lograr balancear uno de los sistemas más importante del cuerpo que es el sistema digestivo. El sistema de manejo de desecho de tu cuerpo fue diseñado para quitar la basura toxica diariamente, no una vez por semana.

Para activar diariamente esa función de desecho diario, los alimentos que comemos juegan un papel muy importante. Es por eso que es recomendado que nuestro plato de comida contenga una cantidad razonables de alimentos altos en *fibras* (unos veinticinco a treinta gramos al día). Limitar los productos lácteos a aquellos que son sin grasa o bajos en grasa y las carnes específicamente las rojas y al hacerlo te recomiendo los cortes magros o sin grasas.

Los alimentos también se clasifican en el grado de alcalinidad que poseen o sea que tiene que ver con cuan alto o bajo es su pH. Un pH por debajo de 7.0 representa acidez y un pH de 7.0 o más representa un medio alcalino. De los alimentos alcalinos, se recomienda que tu plato contenga un cincuenta por ciento o más debido a que en un medio alcalino la desintoxicación se efectúa más rápido en el cuerpo. La proporción de los alimentos ácidos en la dieta deben representar el cincuenta por ciento o menos.

Es importante aplicar esta clasificación de acuerdo al pH que poseen los alimentos a la hora elegir las comidas porque la fisiología de la digestión los identificará, y unido a las propiedades de esos alimentos el proceso de digestión y de absorción abrirá siempre una brecha para estimular las funciones de los órganos para la desintoxicación y sistemas ya mencionados mas rápidamente.

Alimentos Alcalinos:
(Tu Plato debe de Contener el 50 por ciento de Alimentos Alcalinos)

- **Vegetales**: Rábanos, trigo, guisantes verdes, judía verde, hojas de mostaza, colinabo, hojas verdes, ajo, boniato, berenjena, berro, brócoli, calabaza, cebada silvestre, col repollo, col de Bruselas, calabaza, hongos o champiñones, espinacas verdes, judía verde, lechugas, zanahorias, clórela, remolacha, pimientos.
- **Frutas**: Zarzamoras, uvas, sandia, pasas, piña, moras, limón, lima, melón dulce, higos, frutas tropicales, melocotón, pomelo, fresas, coco fresco, bananas, bayas, dátiles, frambuesas, cerezas, grosellas, albaricoques, arándanos.
- **Granos**: Mijo
- **Especies y Sazones**: chile en polvo, curry, jengibre, mostaza, sal marina, hierbas.
- **Minerales**: Calcio, magnesio, potasio, sodio, cesio
- **Otros:** Productos lácteos agrios, vinagre, jugos de frutas frescas, huevos de codorniz y pato, agua alcalina antioxidante, jugo de vegetales, jugos verdes, agua mineral.

Alimentos Ácidos:
(Tu Plato debe Contener 50 Por Ciento o menos de Alimentos Ácidos)

- **Vegetales**: Aceitunas, calabaza, maíz
- **Frutas**: Moras agrias (cran Berry), frutas encurtidas.
- **Granos y Productos de Granos**: espagueti, fideos, arroz todos, fibra de avena, galletas de soda, macaroni, maíz, pan de arroz, trigo, fibra de trigo, maicena, espelta, harina blanca

- **Frijoles y Guisantes**: Frijoles rojos, negros, pintos, blancos, garbanzos, habas de soya
- **Productos Lácteos**: Mantequilla, queso, queso procesado, helado, solvete de leche.
- **Nueces y Mantequilla**: Mantequilla de Maní, cacahuate, avellana, nueces, nuez de Brasil, legumbres, pacanas.
- **Productos Animal**: Pescado, Pavo, cerdo, mejillones, bacalao, sardinas, ternera, almejas, langosta, tocino, conejo.
- **Grasas y Aceites**: Aceite de Maní, Ajonjolí, Mantequilla, girasol, almendra, canola, cártamo
- **Endulzadoras**: Sirope de Maíz, Azúcar blanca
- **Otros**: Café, chocolate, Kétchup, mostaza, pimienta, refrescos de soda, vinagre.
- **Medicinas y Drogas**: drogas medicinales, químicos, tabacos, herbicidas, pesticidas, aspirina, drogas psicodélicas.

Capítulo 6

LA INFLAMACIÓN SILENCIOSA. UN GRAN PROBLEMA...

¡QUE TIENE SOLUCIÓN! Y es la Inflamación Silenciosa. Aunque una inflamación como esta no es como la que comúnmente vemos que se produce después de una golpeadura o de una herida cortante y que es el primer mecanismo de alerta que el cuerpo tiene frente a una herida o a una infección. No, la Inflammation Silenciosa o IS, este tipo de inflamación es interna, tiene un comienzo insidioso y es una condición que está detrás de muchas enfermedades crónicas que son primeramente causadas por: pobre hábitos alimenticios y de alta exposición a la polución que hace que la persona tenga un alto nivel de toxicidad en su cuerpo. Un prolongado estado de baja defensa del sistema inmunológico hace que la Inflamación Silenciosa tome lugar provocando una sobre carga del sistema de defensa y por lo tanto afección de las células del cuerpo en diferentes órganos y sistemas del cuerpo.

La Inflamación Silenciosa es producida por una sobrecarga de toxinas mayormente las que son considerados metales pesados como el mercurio, el aluminio, el plomo, etc. y los pesticidas como son: los insecticidas en general, pinturas con base de alcohol, agentes pegantes, todos ellos son considerados altamente tóxicos ya que su uso continuo o el haber estado en exposición por largo tiempo son capaces de producir en la personas daños en el hígado, los riñones, los ojos, la nariz, la garganta etc.

Una inflamación como esta no es como la que comúnmente vemos que se produce después de una golpeadura o de una herida cortante y que es el primer mecanismo de alerta que el cuerpo tiene frente a una herida o a una infección. No, la *Inflamación Silenciosa o IS.* Este tipo de inflamación es interna, tiene un comienzo insidioso y es una condición que está detrás de muchas enfermedades crónicas que son primeramente causadas por un pobre hábitos alimenticios y de alta exposición a la polución que hace que la persona tenga un alto nivel de toxicidad en su cuerpo. Un prolongado estado de baja defensa del sistema inmunológico hace que la *Inflamación Silenciosa* tome lugar provocando una sobre carga del sistema de defensa y por lo tanto afección de las células del cuerpo en diferentes órganos y sistema.

La *Inflamación Silenciosa*, está altamente relacionada a la exposición de metales pesados, en lo que encontramos también el Mercurio. La exposición a estos metales por largo periodo de tiempo produce no solo inflamación a nivel de los tejidos del cuerpo, sino a nivel celular, lo cual interfiere con la función de las mitocondrias, comprometiendo así la producción de energía y por tanto los efectos negativos en el sistema endocrino (glandular), inmune y metabólico.

Hay otras causas internas o externas que pueden causar *Inflamación Silenciosa* incluye: excesivos niveles de hormonas Insulina, altos niveles de radicales libres, infecciones por nano bacterias, enfermedades periodontales, la nicotina, infecciones producida por un tipo de Borrelia como la enfermedad de Lyme, altos niveles de Homocysteina en la sangre, el síndrome de sangre toxica, que es un síndrome que se produce cuando altos niveles de sustancias toxicas se encuentran en la sangre principalmente de metales pesados, trayendo como consecuencia un aumento de la proteína C reactiva que a sido vinculada al desarrollo de enfermedades cardiovasculares y de infarto del miocardio. Otra causa de *Inflamación Silenciosa* es el *Estrés Emocional.* Hoy en día el Estrés está siendo considerado la otra epidemia del siglo. Ya que casi todo lo que rodea al ser humano hoy está siendo considerado un agente estresor. Aunque los sistemas de nuestros cuerpo están diseñado para responder ante cualquier evento muchas veces no lo puede hacer porque sus depósitos están agotados o insuficiente debido mayormente al poco soporte de cuidado y la prevención. Así que hoy cuidarse del estrés innesario puede ser una de lo mejor soporte preventivos que te ayudara a que puedas participar activamente para lograr tener una muy buena salud y un perfecto bienestar fisco y emocional.

Como Prevenir la Inflamación Silenciosa

Los especialistas en Medicina Alternativa, Nutriólogos ya algunos médicos convencionales han evidenciado que han encontrado efectividad en controlar y disminuir los síntomas de la inflamación silenciosa a través de métodos alternativos que promueven la salud óptima de una manera natural. Por esta razón existen varias terapias alternativas para prevenir y/o tratar con el problema de la *inflamación silenciosa,* algunas de ellas son:

I. *La Desintoxicación:* Debidos a la alta concentración de agentes tóxicos, el contacto directo con pesticidas, metales pesados, infecciones, el estrés crónico, el uso de drogas o medicamentos, y una pobre dieta traen como resultado el desarrollo de los procesos de *inflamación silenciosas o la llamada inflamación interna,* la cual trae como consecuencias el desarrollo de enfermedades crónicas. Por estas razones se hace necesario realizar terapias de desintoxicaciones periódicas unidas también a técnicas de desintoxicación, como son las que se pueden realizar: durante el baño diario a través de la exfoliación de la piel. Además de hacerse practicar un masaje linfático por un especialista en esta área, o baños de sauna o infrarojos, además de ayudar a soportar el colon y el hígado con nutrientes naturales como lo son: L-Carnitina, el Milk Thistle y Acido Alfa Lipoico. Además para combatir los xenosestrogenos está recomendado una cura con un complejo natural llamado Indole-3-Carbinol, todos estos usados regularmente proveerán soporte a los órganos de desintoxicación.

II. *La Dieta y la Pérdida de Peso*: La alimentación balanceada siempre ha sido será uno de los factores más importante para contribuir a sanar una enfermedad. Desde la creación, y desde la aparición de la medicina, los alimentos juegan un papel muy importante en el desarrollo y crecimiento del ser humano, y por ende para prevenir las deficiencias nutricionales que existen cuando no se come una dieta sana y balanceada. Y es que los nutrientes que se encuentran en los alimentos juegan un rol muy importante en casi todas las funciones de nuestro cuerpo, así como también el desbalance o ausencia de ellos. Es por eso que se dice que los alimentos son las drogas (medicinas), más poderosas que tenemos y que podemos diariamente.

Esto está ligado también al balance con que se deben ingerir los nutrientes como son los llamados *"Macro-Nutrientes"* que son: *Los Carbohidratos (no refinados), Las Proteínas, y Las Grasas (buenas).* Esta proporción de macronutrientes en la dieta diaria permite al cuerpo mantener a las hormonas en un nivel óptimo como lo es la hormona insulina. Los especialistas nutriólogos y los médicos están de acuerdo en que este balance de macronutrientes en la dieta normal debe de contener: Carbohidratos (no refinados) 40 %, Proteínas (magras) 30 %, Grasas (buenas) 30 %. Estos porcentajes están de acuerdo a las medidas establecidas para una dieta normal.

Implementar un estilo de vida saludable no debe comenzar cuando al individuo se le diagnostica una enfermedad. Comer saludable debe ser parte de la vida diaria, ya que muchas de los quebrantos o enfermedades sufridos en la actualidad están relacionadas altamente con el mal comer.

Diseñar un menú saludable seria como poner en tu plato:

- 1/3 parte de proteínas (el tamaño de la palma de tu mano),
- 2/3 parte con vegetales de hojas de bajo índice glicémico, como son: el brócoli, el coliflor, vegetales de hojas verdes,
- 1/3 de frutas, frescas
- Añada una porción de grasas buenas, como las que se encuentran en los aguacates, el aceite de oliva y en las almendras en sus ensaladas.

Comenzar a implementar buenos hábitos alimenticios librara a la población a estar en menos sobre peso y obesidad, y a disminuir los efectos de los agentes tóxicos y por ende la *inflamación silenciosa.* Además de lo que hoy se conoce como el *síndrome metabólico,* una condición relacionada a la *obesidad y a la diabetes tipo II,* que presenta: alteración en el sistema metabólico relacionado a altos niveles de la hormona insulina, aumento de la presión arterial, elevados niveles de triglicéridos, disminución de las lipoproteínas de baja densidad (HDL), aumento de la grasa corporal alrededor de la cintura llamada por la forma que adquiere en abdomen como *cintura de manzana.*

III. **Cuídate del Estrés Innecesario**: El Estrés es una *sobrecarga emocional,* causada por una tensión excesiva. Esta tensión puede provenir de elementos físicos como resultado del trabajo fuerte o de cualquier actividad. El Estrés puede ser también emocional que es el que resulta de una reacción de cambio, como lo es el mudarse a otro lugar o a un nuevo trabajo. Se describen dos formas de Estrés: El estrés de corto tiempo que es llamado *agudo* y el estrés de largo tiempo que es llamado *crónico,* y cada uno de ellos tiene diferentes consecuencias referentes a la salud. Reacciones iniciales de estrés son ampliamente gobernadas por el *sistema nervioso autónomo,* que es la parte del sistema nervioso del cual nosotros no tenemos control voluntario. Este tiene dos ramas 1) *el sistema nervioso simpático,* que es el que tiene a su cargo el tener el control de nuestras reacciones y que no tenemos control sobre ello, y 2) *el sistema nervioso parasimpático,* que es el opuesto al anterior y que produce calma y relajación al cuerpo y la mente. De aquí que las técnicas de control del estrés utilizan los llamados terapias de biofeeback y meditación, para ayudar a inducir estados del sistema parasimpático ayuden a neutralizar los efectos del simpático en los estado de estrés. Si tu estas en constante estrés, por ejemplo, constante conflictos en tu matrimonio, en tu trabajo, financieros etc. tu cuerpo secreta exceso de la *hormona cortisol.* Esta hormona puede llegar a producir daño en tu sistema nervioso y en tu sistema inmunológico. Existen evidencias que la sobreproducción de esta hormona del estrés juega un papel mayor; en el desarrollo de varias enfermedades, por eso el *cortisol* está catalogado como la hormona más deteriorante que nuestro cuerpo produce. Además mucha cantidad del circulante puede acelerar el proceso de envejecimiento prematuro y producir daño cerebral.

Por otra parte y en relación a el que una persona se mantenga por mucho tiempo en *estrés emocional*, puede producir oxidación de las lipoproteínas de alta densidad o el llamado colesterol malo que pueden causar inflamación interna o silenciosa. Los médicos y principalmente los cardiólogos están de acuerdo en que una sobrecarga del sistema nervioso simpático (SNS) puede llevar a una persona a sufrir un evento cardiaco y eventualmente hasta la muerte. Es por eso que hoy en día las oficinas de los cardiólogos están siendo modificadas con terapias dirigidas a manejar los estados de estrés emocional en pacientes que presentan sobrecarga del sistema nervioso simpático (SNS) y el sistema nervioso parasimpático y que presenta variabilidad en la frecuencia cardiaca, con estado de hostilidad, inhabilidad para expresar sus sentimientos, enojo, porque consideran que están en un alto riesgo de sufrir un infarto cardiaco. De aquí la importancia de cuidar los niveles de estrés con que hoy la persona promedio está viviendo.

IV. *El Ejercicio*: Sin duda alguna el ejercicio es y será importante para cualquier persona que desee conservar una buena salud y disfrutar de bienestar físico. Y esto es debido también por la sensación bienestar que el ejercicio provee a la persona que los realiza. Los beneficios de practicar el ejercicio van desde cambios a nivel hormonal y la pérdida de peso.

La clave está en la intensidad con que el ejercicio se efectué, porque un programa de intensidad moderada como intensa de ejercicios aeróbicos puede reducir los niveles de la insulina (disminuyendo la inflamación), y el glucagón exactamente como un programa saludable de dieta lo hace. Pero cuidado el ejercicio intenso puede al igual que el estrés emocional causar inflamación debido a que puede causar *estrés oxidativo*, y por consecuencia insuficiencia de antioxidantes en lo que encontramos la coenzima

Q10, y minerales como el magnesio, y de vitaminas como la vitamina E. En mujeres peri menopáusica es frecuente encontrar deficiencia de hierro. Es importante tener en consideración estos reportes y siempre al comenzar una rutina de ejercicios tener en cuenta la intensidad y también el soportar el cuerpo con las vitaminas, minerales y antioxidantes que necesitas para estar bien balanceado.

El ejercicio además de contribuir a *quemar calorías, de reducir los antojos por los azucares, ayudar a liberar la hormona del crecimiento humano (HGH)*, contribuyendo así al antienvejecimiento, también tiene otros beneficios para el cuerpo como son los mencionados en en el cuadro a continuación.

RAZONES PARA HACER EJECICIOS

- Previenen las enfermedades cardiovasculares
- Previene el dolor lumbar
- Aumenta el Metabolismo
- Aumenta la Masa Muscular
- Ayuda en la Función Digestiva
- Mejora la Circulación Cerebral
- Ayuda a Mejorar la Postura y la Coordinación
- Ayuda a mejorar la Osteoporosis
- Mejora el Oxigeno Circulante
- Aumenta la Longevidad
- Mejora la Visión
- Reduce el riesgo de cáncer de colon, de mama y próstata
- Evita a Constipación
- Evita el desarrollo de Alta Presión
- Mejora la calidad del sueno
- Aumenta el auto-estima

Existen varias modalidades de Ejercicios. Los Gimnasios hoy están dotados de todos las maquinarias necesarias para hacer de este estilo de vida uno más seguro y completo. Es necesario siempre recomendar a todas las personas principalmente aquellos con historia de algún tipo de enfermedad crónica someterse a un examen medico antes de comenzar cualquier sección de ejercicios,

DRA. ELENA ROBLES

que conste de un completo historial de enfermedades pasadas y presentes. Una modalidad de ejercicio que cumple con casi todo lo requerido para mantener el cuerpo en movimiento es el de caminar solo o acompañado. El Caminar como forma de hacer ejercicio físico provee varios beneficios como:

- Es barato, solo necesitas unos buenos zapatos para proteger tus pies.
- No necesita entrenamiento especial
- Puedes hacerlo cerca de tu casa o lugar de trabajo.
- Puedes hacerlo a cualquier hora.
- Puedes hacerlo sola o acompañada de una o varia personas.
- Caminar por 45 minutos cinco días a la semana quema igual cantidad de calorías que correr.
- Las caminatas rápidas son excelente para mantener una buena salud cardiovascular. Una buena caminata en la mañana antes del desayuno es una excelente forma para aumentar el metabolismo, quemar grasas y tener más energía durante todo el día. Así que con todas estas razones y beneficios saludables, a ¡Caminar!

V. **Usar Nutraceuticos**: Los Nutraceuticos son compuestos de comidas o suplementos dietéticos que ayudan a soportar la salud del cuerpo. Esto incluye: los antioxidantes, aminoácidos, enzimas, hierbas, vitaminas y minerales. Muchos de estos nutrientes pueden penetrar la células y prevenir el daño por la presencia de radicales libres, mientras que simultáneamente combaten la inflamación silenciosa o sea la inflamación interna.

Los Nutrientes Esenciales: son necesarios para llevar a cabo varias funciones en el cuerpo y minimizar los efectos de la inflamación. La primera causa de mala función de la célula es la deficiencia de vitaminas, minerales y otros nutrientes requeridos por las células. *El estrés y el envejecimiento*, ambos mental y físico cambian la demanda de los nutrientes requeridos por las células de diferentes órganos.

VI. **El Uso de Enzimas**: las enzimas actúan como catalizadoras en el cuerpo permitiendo, que las funciones se realicen rápido. Ellas tienen la habilidad de iniciar, acelerar y terminal reacciones bioquímicas en el cuerpo. La Enzimas aumentan la actividad celular que son importante para un sistema inmunológico saludable, debido a esto juegan un importante papel en los tratamientos de algunos tipos de *Cáncer, Artritis Reumatoide y la Esclerosis Múltiple,* para controlar la inflamación silenciosa y promover salud.

VII. **Terapias de Aceites Omega-3:** Una suplementación diaria de Aceites Omega-3 en la dieta ha sido confirmada por diferentes instituciones alrededor del mundo encargada de la investigación e implementación de los nutrientes en la dieta diaria. Los Aceites Omega-3 es el más poderoso nutriente capaz de prevenir y de controlar la inflamación silenciosa. Esto debido que los ensayos y tratamientos realizados a enfermos de condiciones cardiovasculares que estuvieron recibiendo aceite de pescado en su dieta tuvieron una reducción de su presión arterial, disminución de los niveles de triglicéridos, de la actividad de las plaquetas la cual impide la ruptura y por ende la formación de hemorragias disminuyeron. Por lo tanto la ingesta de Omega-3, puede reducir el riesgo de muerte súbita.

VIII. **Terapias de Quelacion**: Las terapias de *Quelacion* se utilizan para desintoxicar el cuerpo de la presencia de metales pesados con seguridad y muy bajo costo. Son de mucha utilidad ya que aumentan la presencia de *Acido Nítrico* en el cuerpo, una sustancia especial que transporta el oxígeno de los tejidos a nuestro cuerpo. Esta terapia se puede administrar oralmente una formula conocida como EDTA o vía intravenosa, produciendo un efecto antioxidante y anticoagulante que ayudan a la longevidad.

IX. **Uso de Hormonas Bio-identicas**: Es conocido que el nivel de las hormonas en el cuerpo comienzan a descender paulatinamente a partir de los 25 años. Pero es a partir de los 50 años cuando esta disminución se hace más evidente, ya que a esta edad los niveles hormonales vuelven a ser como cuando teníamos 30 años. El reemplazo hormonal apunta a restaurar esos niveles de los 50 años por lo menos lo que corresponden a los 35 años. Un nivel óptimo de hormona minimiza el desarrollo de enfermedades provocadas por la inflamación silenciosa.

Una de las base más importante para la creación de los centros denominados SPA-Médicos o Med-Spa, es la integración de la medicina convencional con la medicina alternativa, enfocándose así primeramente en la individualidad de cada paciente, de aquí concluye el poder mantener una óptima salud celular, que se manifiesta en un mejor estado de salud y bienestar general; ya que existen comprobadas evidencias que la inflamación juega un papel importante en el desarrollo de enfermedades crónicas como nunca antes conocida desde el comienzo de la medicina moderna.

Esta combinación de lo convencional y lo alternativo en el cuidado y mantenimiento de la salud concluye: que un buen balance de nutraceuticos en la dieta diaria como son: Enzimas, Probioticos, Aminoácidos, Antioxidantes como la Coenzima Q10, Aceites Omega-3, y una completa formula de Vitaminas y Minerales, unido a una alimentación balanceada servirá para prevenir los efectos de la inflamación y por ende el desarrollo de condiciones crónicas y el envejecimiento prematuro.

EL ESTRÉS OXIDATIVO

Los *Radicales Libres* causan oxidación. ¿Que es entonces un radical libre? Imaginemos un núcleo que tiene un núcleo con electrones alrededor de el. A medida que los electrones dan vuelta al núcleo, normalmente se emparejan. Cuando un electrón se queda desparejado, intenta atraer un electrón que queda desparejado, e intenta atraer un electrón de otro átomo o molécula a fin de regresar a un estado de equilibrio. Los radicales libres son átomos con electrones desparejados. Los radicales libres son muy agresivos, y el robar electrones de otros átomos, dañan la célula en el proceso. Dañan las membranas celulares y las membranas nucleares, y finalmente pueden dañar el ADN en el núcleo de la célula. Cuando los radicales libres roban electrones de esos átomos se convierten en radicales libres ellos mismo, conduciendo a una reacción en cadena. Esto puede llevar a crear un círculo vicioso, y llevar al daño y la destrucción de la célula, y finalmente las enfermedades crónicas. Ahora bien los radicales libres se generan en nuestro cuerpo simplemente por respirar. El metabolismo normal crea radicales libres conocidos como especies reactivas de oxígeno. Tal como el humo proviene de un fuego, los radicales libres provienen de un metabolismo normal y una producción de energía en las mitocondrias de nuestro cuerpo. La respuesta a los radicales libres son los antioxidantes. Ellos en nuestro cuerpo son como el agua en un gran incendio.

El *Estrés Oxidativo* se ha definido como la expansión de la materia viva que produce ruptura del equilibrio entre sustancias o factores pro oxidativos y los mecanismo antioxidantes encargados de eliminar dichas especies químicas, por un incremento exagerado de la producción reactiva del oxígeno.

El *Estrés Oxidativo* se produce en el cuerpo, cuando la cantidad de radicales libres es mayor que la cantidad de antioxidante en el cuerpo. El cuerpo produce tres antioxidantes poderosos que son: *Superoxido Dismutasa, Catalasa y Glutatión*, ellos tienen la capacidad de balancear la presencia de los radicales libres a la vez que lo neutralizan ya sea que entren a través de las comidas o del medio ambiente. Esto tiene que ver como lo que se le denomina un "cuerpo tóxico".

Hoy se conoce que la *oxidación* de los tejidos en el cuerpo por causa de los radicales libres es causante del *envejecimiento prematuro*, de ahí la importancia de la nutrición y el equilibrio entre la red de los antioxidantes en el cuerpo. Conocer que es lo que produce la *oxidación* en el cuerpo, es la clave para tomar conciencia de lo que esto representa en relación a tener salud y mantenerla.

Por ejemplo el fumar se ha demostrado que corta el promedio de vida en la persona que lo consumen a sobre ocho años. Es por tal razón que a las personas fumadoras se les aconseja el añadir a su dieta diaria una suplementación de antioxidantes, principalmente el *ácido lipídico, gamma tocofenol o vitamina E*, y debido a que en los fumadores existe una franca disminución de *la vitamina C*, debe de incorporarse en la suplementación, pero más que todo orientar a la persona a que deje de fumar.

Otro ejemplo importante es saber que cuando la mujer envejece involucionan todas las glándulas endocrinas. Esto se debe de considerar dentro del impacto del estrés oxidativo a la formación de radicales libres y el estado de los sistemas protectores de anti-radicales libres que caractericen las diferentes hormonas durante el periodo de la peri-menopausia y la post-menopausia.

Los factores de riesgos en estos casos son:

- La Obesidad
- Vida Sedentaria
- Diabetes Tipo II
- Alta Presión
- Dislipidemia
- Resistencia a la Insulina

Después de conocer que hasta el respirar genera radicales libres en nuestro cuerpo y que el ambiente que nos rodea también y que existen enfermedades que generan más radicales libres que otras, y que a medida que envejecemos disminuye la carga de antioxidante en nuestro cuerpo, es razón suficiente para que se añada a la dieta diaria el uso de antioxidantes Además de que los científicos recomiendan que para garantizar una mejor calidad de vida, que actualmente llega a los 82.5 años es necesario implementar dosis de antioxidantes. en compañía con los tratamientos de rigor en cada patología.

Capítulo 7

LA RED DE ANTIOXIDANTE

LA BIEN LLAMADA Red de Antioxidantes, para la desintoxicación y para el soporte del sistema inmunológico, está formada por un grupo de *Nutraceuticos* que principales son: *Antioxidantes, Vitaminas, Minerales y Enzimas*. Todos ellos y a través de estudios de investigación de largo tiempo realizados por científicos y médicos reconocidos en el ámbito de la medicina, no solo en los Estados Unidos sino sobre todo en Europa se ha comprobado su eficacia en la desintoxicación y la protección del sistema inmunológico contra la neutralización de los radicales libres para lograr mantener y conseguir una salud óptima para el cuerpo. Me voy a concentrar en describir los nutracepticos más conocidos y usados por su eficacia, comenzando por:

I. **Antioxidantes:**

¿Que son los antioxidantes?: Son nutrientes que tienen la capacidad de neutralizar los radicales libres que se forman en el cuerpo producto de las toxinas. Los Radicales libres entonces son átomos con electrones desemparejados que intentan siempre robar un electrón de otro átomo o molécula para regresar a un estado de equilibrio. Los radicales libres son muy agresivos, dañan la membrana celulares y las membranas nucleares y finalmente pueden dañar el DNA en el núcleo de la célula. Los radicales libres se generan en nuestro cuerpo simplemente por respirar. La gran mayoría de las enfermedades inflamatorias está producida por la presencia de radicales libres.

Un ejemplo clásico de como visualizar la oxidación es cuando partimos una manzana y la dejamos al aire libre, al poco tiempo de estar en contacto con el aire la manzana se torna de un color marrón indicativo de que se ha iniciado el proceso de oxidación. Los radicales libres presentes en el ambiente en el aire causan la oxidación. De igual manera esto se produce en nuestro cuerpo cuando no tenemos la cantidad de antioxidantes necesarios para contrarrestar los efectos de los radicales libres. El trabajo principal de los antioxidantes frente a los radicales libres es neutralizar.

Lo más probable es que cada persona hoy en día tenga en su botiquín un frasco de vitaminas antioxidante, y que de echo la esté tomando porque alguien se la recomendó, o la compro en una oferta esta mañana cuando fue al supermercado, o la alcanzo en una tienda por departamento o en un catálogo de productos muy conocidos hoy en todo el mundo. Y lo más probable también, es que no lo esté tomando correctamente, porque aunque el cuerpo produce naturalmente tres tipos principales de antioxidante, los diferentes nutrientes con capacidad antioxidantes que se toman a través de los suplementos vitamínicos al ingerirse forman una red que trabajan sinérgicamente, evitando la perdida de antioxidantes para que así el cuerpo mantenga el balance perfecto entre lo que es la presencia de los radicales libres y la cantidad de antioxidante, para sí evitar el muy temido estrés oxidativo en las células de nuestro cuerpo.

Por esta razón es importante conocer por lo menos estos cinco antioxidantes principales que son los que actúan en el cuerpo combatiendo la formación de los radicales libres y por ende el desarrollo de la inflamación.

Entre estos cinco antioxidantes principales hay los *solubles en grasa* que actúan en la parte grasa de la membrana celular y los *solubles en agua* que actúan en la parte acuosa de membrana celular.

Antioxidantes Solubles en Grasas:

- **Co-enzima Q10**: Es un potente antioxidante que está concentrado en el núcleo de las células. Su papel más importante es la producción de energía. Las deficiencias se ven comúnmente en enfermedades periodontales, enfermedades cardiacas, HIV y SIDA. Es considerado un antioxidante que actúa sobre las grasas en el cuerpo. Dosis diaria recomendada: 30-100 mgs. dosis de mantenimiento.

- *Acido Alfa Lipoico*: Es soluble en grasa y en agua. El Ácidos Alfa Lipoico funciona como un potente antioxidante para proteger al hígado y ayuda a desintoxicar el cuerpo de los efectos de las medicinas y de las radiaciones. Tiene la capacidad de neutralizar los radicales libres tanto en las partes solubles del agua como en las solubles en grasa. Sintetizada por el cuerpo, pero sus niveles disminuyen con la edad. Se encuentra en pequeñas cantidades en la carne roja. Protege contra diferentes enfermedades como: Diabetes, Enfermedades del Hígado, Cataratas, Enfermedades del Corazón, Envejecimiento. Dosis diaria recomendada: 50-100 mgs.

- *Vitamina E:* La vitamina E disminuye los coágulos sanguíneos, lo cual reduce aún más los riesgo de ataques al corazón. Protege al cerebro contra el envejecimiento. Reduce el riesgo de accidentes cerebro-vasculares y enfermedades del corazón. Protege la piel contra de los rayos UV y el ozono. Ayuda a prevenir las cataratas. Previene el cáncer de próstata en el hombre y cáncer de mama en la mujer. Puede prevenir envejecimiento a nivel celular. Se obtiene de los productos vegetales y aceites, como los aderezos para ensaladas y también de los vegetales de hojas verde obscura, legumbres, frutos secos, semillas, granos integrales, arroz integral, huevo, maíz leche, harina de avena y germen de trigo. Dosis recomendada 100-200 IU.

- *Glutatión:* Forma parte de los tres antioxidantes que el cuerpo produce en hígado, los otros dos son: *Superoxido Dismutasa (SOD) y el Catalasa*. El Glutatión trabaja en todo el cuerpo en células y tejidos y fluidos para desintoxicar los radicales libres creados por el oxígeno, conocido como oxigeno reactivo. El Glutatión puede sintetizarse a partir de tres aminoácidos: *cisterna, acido glutámico, y glicina*. Es soluble en grasa y en agua. Cuando los niveles de Glutatión en el cuerpo disminuyen existe una alta probabilidad de que se abra una ventana a que las toxinas produzcan inflamación y se induzca la formación de cáncer. El Glutatión es encontrado en la porción de agua de la membrana celular. Trabaja como un desintoxicante en el cuerpo. Ayuda a disminuir los procesos inflamatorios en el cuerpo, aumenta el sistema de defensa inmunológica y juega un papel importante en la longevidad. Ciertos alimentos en la dieta diaria contienen Glutatión como lo son: las frutas, verduras, aguacate, pescados y carnes cocidas. Dosis recomendada 50 mgs. diarios en forma de NAC.

Antioxidantes Solubles en Agua:

* **Vitamina C:** La vitamina C ayuda al sistema inmunológico, protegiendo contra los radicales libres y previene la toxicidad a los metales. Se relaciona a un menor riesgo de cáncer de cerviz, de estómago. También reduce la oxidación LDL que causa la acumulación de placas en las arterias, y sostiene una presión sanguínea saludable. Protege el esperma en el hombre contra los radicales libres. Aumenta la protección del sistema inmunológico. Reduce la severidad de la gripe y junto a la vitamina E previenen la oxidación de la LDL lipoproteínas. Se encuentra en muchas frutas y vegetales, incluyendo el brócoli, coles, frutas cítricas, cranberries, papas, pimientos rojos y tomates. Dosis recomendadas: 200-400 miligramos diarios.

Capítulo 8

LA IMPORTANCIA DE LA NUTRICIÓN

La Alimentación Sana

N O PODEMOS DEJAR de reconocer una vez más al padre de la medicina, el célebre doctor de la antigüedad Hipócrates. Dios le concedió una sabiduría especial para que, aun aquellos que no tienen mucho conocimiento, entiendan la importancia que tiene el buen comer cuando leen la frase que él popularizó: *"Deja que tu comida sea tu medicina, y tu medicina tu comida".* Y esto es porque el reconoció que todos los alimentos están dotados de un poder reparador debido a los nutrientes que ellos tienen.

Entendemos así que los alimentos sanos usados en nuestra comida pueden ayudarme a prevenir y a sanarnos de cualquier enfermedad, si éstos son usados de la manera adecuada y están dentro de los estándares de alimentación saludable. Esto se debe a que los nutrientes que contienen los alimentos son capaces de penetrar a las células para ayudarlas a auto regenerarse, y por lo tanto nos ayudaran a mantenernos saludables.

De la misma manera, si ingerimos alimentos procesados o no mantenemos una alimentación sana, los ingredientes o substancias que ellos contienen pueden penetrar también a las células y enfermarlas.

De aquí que el campo de la "nurigenomic", ciencia que estudia la relación de los genes con los alimentos, afirma que existe una interacción con los alimentos y sus nutrientes en el DNA de las células, trayendo como consecuencia que se pueda determinar la longevidad y la salud por la calidad de los alimentos que ingerimos.

Esto nos remonta al principio de la creación cuando la alimentación en su totalidad era completamente sana y la edad promedio de vida se extendía hasta los 930 años (*Génesis 5:5*).

Una nutrición completa depende de una alimentación sana. El lograr buena alimentación incluye estos tres factores que son:

1. Como *obtenemos los alimentos;*
2. Como *preparáramos los alimentos;*
3. *Y como comemos los alimentos.*

De estos tres factores consiste el que logremos una buena alimentación, y por tanto una buena nutrición.

La alimentación resulta entonces en un acto voluntario, y la nutrición en un acto involuntario.

De ahí también la importancia de incluir en nuestra dieta diaria alimentos que contengan los nutrientes esenciales que ayudarán a nuestro cuerpo en todas sus funciones vitales para sentirnos fortalecidas. Cada nutriente encontrado en los alimentos juega un papel importante en las funciones bioquímicas que contribuyen al buen funcionamiento de nuestro sistema hormonal, digestivo, adrenal, inflamatorio, neurotransmisor y desintoxicador de nuestro cuerpo, haciéndonos sentir con más energía, y ¿por qué no? con belleza natural.

Nuestro cuerpo, fisiológicamente hablando, da testimonio de quien lo creó: Jehová Dios. Él lo hizo con precisión, ya que a través de sus diferentes funciones nos damos cuenta que es una máquina maravillosa, interconectada a través de órganos y sistemas que están mutuamente entrelazados a través de funciones bioquímicas. Estas funciones bioquímicas que en el cuerpo se realizan, son para llevar a cabo:

- *Funciones Digestivos:* que tiene que ver con la digestión y absorción de los nutrientes
- *Funciones Hormonales:* que tiene que ver con un conjunto de hormonas que el cuerpo utiliza como mensajeras desde los diferentes órganos a través de las hormonas como:

Hormonas femeninas y masculina estrógeno, progesterona, testosterona, etc.

- **Funciones Adrenales**: que controlan el estrés y el metabolismo relacionados con la hormona Cortisol. Órgano principal para esta función es la glándula suprarrenal
- **Funciones Neurotransmisoras**: que manejan las emociones, el apetito, el sueño, el estado de ánimo relacionado a la Dopamina, la Serotonina, GABA, Glutamina, Adrenalina, Norepinefrina. Órgano principal para esta función es el sistema nervioso.
- **Funciones Anti-Inflamatorias**: que tienen que ver con el control del dolor y la respuesta inmunológica, y la respuesta a la hormona Insulina. El órgano principal que tiene que ver con esta función es el sistema inmunológico.
- **Funciones de Desintoxicación:** que tienen que ver con el manejo de las substancies toxicas y de desecho que entran al cuerpo a través de algunos alimentos y sobre todo de medicamentos o de drogas, donde están a sus cargos órganos como: el hígado, el sistema digestivo, los riñones, los pulmones, la piel y el sistema linfático.

Estas diferentes funciones que el cuerpo humano lleva a cabo de manera constante son fortalecidas por los nutrientes que ingerimos a través de una dieta saludable. Una mala alimentación o suplementación del cuidado del cuerpo puede traer como consecuencia un desbalance de uno o varios de estos sistemas en nuestro cuerpo que se podría traducir en muchos casos en el desarrollo de sobrepeso u obesidad o más aun el desarrollo de enfermedades crónicas como: *Diabetes, Alta Presión, Enfermedades del Corazón, Problemas con el Sistema Inmunológico, Envejecimiento Prematuro y en casos más severos el Cáncer.*

Los alimentos tienen la capacidad de saciar el hambre. Pero los nutrientes que ingerimos tienen la capacidad de penetrar a las células de nuestro cuerpo para nutrirla y ayudarla a combatir los efectos de los radicales libres que son los que como hemos visto causan el envejecimiento celular y pueden producir el desarrollo de las enfermedades en personas que no llevan una dieta adecuada. Es por eso que según los expertos, el cuerpo necesita de dos grupos de alimentos para sostenerse en una dieta normal que son:

Los Macro-Nutrientes.

Macro-Nutrientes son: *las proteínas, los carbohidratos y las grasas buenas.* Su función principal en el cuerpo es la de dar soporte y energía.

I) *Los Carbohidratos:* Son la mayor fuente de energía. Todas las células necesitan ese combustible llamado glucosa. Existen dos tipos de glúcidos.

   a) *Carbohidratos Complejos:* son absorbido lentamente por el cuerpo. Son la fuente de energía más rica y duradera. Se encuentran en:
   Cereales sin refinar: pastas, arroces, polenta, harinas comunes e integrales, pan, galletas,
   Aportan: Calorías, Minerales, Vitaminas del Complejo B, y fibras integrales
   Recomendación: 6-11 porciones.
   Frutas y Verduras: verduras de hojas, hortalizas, tubérculos, hongos, frutas frescas y secas.
   Aportan: Vitaminas y minerales
   Recomendación: 3-5 porciones de verduras y 2-3 porciones de frutas
   b) *Carbohidratos Simples:* se absorben rápidamente por estar refinados. Aportan calorías que no son duraderas. Se encuentran en: pan blanco, pastas, dulces, azucares, helado de crema, chocolate.
   Aportan: Calorías y Colesterol
   Recomendación: Consumir la menor cantidad posible.

De estos dos tipos de Carbohidratos se recomienda comer siempre los del tipo de complejos en la dieta diaria.

II) *Las Proteínas:* son sustancias fundamentales para el crecimiento de órganos y tejidos. Forman parte de todas las células, enzimas, hormonas neurotransmisoras. De los 20 Aminoácidos que forman proteínas 8 de ellos son esenciales porque nuestro cuerpo no puede producirlos, por eso debemos de ingerirlos. *Fuente:* en las carnes rojas, las aves, pescado, huevos y lácteos, yogurt, quesos, Huevos y legumbres secas: Lentejas, garbanzos, arvejas, soja y otros granos. *Aportan:* Proteínas de calidad, Omega 3 (pescado), Grasas, Calorías, Vitaminas, A y D, Hierro y Calcio. *Recomendación:* 3-5 porciones de lácteos (quesos magros,) y 2-3 porciones de carnes (magras), huevos o legumbres por día.

III) **Las Grasas:** Son una fuente concentrada de energía que el organismo almacena como reserva. Transportan vitaminas solubles como: A, D, E y K. Existen dos tipos de grasas:

a) **Grasas Saturadas**: que aumentan los niveles de colesterol y el riesgo de padecer Arterioesclerosis. Se encuentran en las carnes rojas, los lácteos y las margarinas.
   Aportan: Calorías y Colesterol
   Recomendación: Consumir la menor cantidad posible. Se deben evitar las comidas fritas con aceite, los aceites al calentarse se descomponen y aparece una sustancia que son altamente cancerígenas.

b) **Grasas Mono-insaturadas**: son las grasas que se encuentran principalmente en el aceite de oliva, maní, nueces, almendras y el pescado.
   Aportan: contribuyen a bajar el colesterol cuando se ingieren en la dieta diaria.
   Recomendación: 2-5 servicios diarios

IV) **Las Fibra:** Son glúcidos de las paredes de las células vegetales. Son resistentes a las enzimas digestivas del ser humano. Pueden ser soluble e insolubles.

a) **Fibras solubles:** demoran el vaciado del estómago capturan las grasas y el colesterol y los eliminan. Ayudan a controlar la azúcar en sangre y pueden producir más gases que las fibras insolubles

b) **Fibras insolubles:** atrapan las sustancias de desecho a nivel del colon, aumentan el tamaño del bolo fecal o hidratan y favorecen su progresión, por eso se usan para tratar la constipación.

Ambos tipos de fibras se encuentran en los cereales, panes integrales, legumbres, frutas y verduras. Son útiles en la prevención del cáncer de colon, la diverticulitis colonica, hemorroides, diabetes, obesidad, constipación. Dosis diaria recomendada: 25-35 gramos al día en el adulto.

Los Micro-Nutrientes

Micro-Nutrientes: Los micro-nutrientes son la pared de la casa, en este caso "tu cuerpo". Aunque el cuerpo solo necesita una pequeña cantidad de ellos, los micro-nutrientes son esenciales para llevar a cabo diferentes funciones en el cuerpo. Sin ellos tu casa (tu cuerpo), podría derrumbarse, porque ellos son los que intervienen en forma activa en todas las funciones metabólicas y hormonales, de defensa, procesos enzimáticas y antioxidantes, que de no ser así, a las células de cada sistema envejecerían más rápido. Los micronutrientes son: Vitaminas, Minerales, Oligoelementos y fibras, las cuales deben de estar presente en la dieta diaria o de lo contrario suplementarla con productos naturales (no sintéticos), para así poder mantener las proporciones adecuadas y recomendadas.

El balance de estos cinco grupos en nuestra alimentación diaria permite que nuestro cuerpo se mantenga con buena salud, y algo muy importante, que las células de nuestro cuerpo ejerzan su función natural de auto-regenerarse. Dios sabía de la necesidad que el hombre tenía de los alimentos; de hecho le dijo a Adán:

"He aquí que os he dado toda planta que da semilla, que está sobre toda la tierra, y todo árbol en que hay fruto y que da semilla; os serán para comer. Y a toda bestia de la tierra, y a todas las aves de los cielos, y a todo lo que se arrastra sobre la tierra, en que hay vida, toda planta verde les será para comer". (Genesis 1:29-30).

Y es que cada uno de esos alimentos dado por Dios al hombre no solo tiene la capacidad de aportar los diferentes nutrientes al ser humano para nutrirse, sino que tienen la capacidad de regenerar, prevenir y curar algunas condiciones que el hombre pueda desarrollar en su cuerpo ya que vemos que con respecto a:

Un Alimento: es un producto natural, que está elaborado en forma solida o liquida, y que contiene uno o varios nutrientes que el organismo humano precisa para desarrollar sus funciones vitales.

El Poder Curativo de los Alimentos: es la capacidad de ciertos nutrientes que se encuentran en los alimentos para restaurar la salud perdida, y evitar que se produzcan determinados trastornos o enfermedades. Debido a que tanto las frutas como los vegetales de por si tienen propiedades curativas de acuerdo a su constitución de nutrientes que contienen, es por eso que bien elegidos y balanceados; los alimentos pueden ejercer esta función de aliviar algunos trastornos y enfermedades que se producen en el ser humano, y que hemos oído que desde tiempos ancestrales ya el hombre a hecho uso de esa fuente de curación y salud.

1. **Vitaminas Esenciales:**

Son sustancias que orgánicas que necesarias para el funcionamiento de todos los órganos. Colaboran con las enzimas, son antioxidantes y actúan como pro-hormonas, intervienen en las funciones del sistema inmunitario e intervienen en la coagulación de la sangre.

Grupos de Vitaminas:

I. **Hidrosolubles: Vitamina C y el Complejo B.**

Estas vitaminas son indispensables para el organismo, pero no se pueden acumular, por lo que hay que ingerirlas diariamente con los alimentos

Deficiencias: *Acido Fólico, de Complejo B, Vitamina V6 y Vitamina B12,* produce un aumento en la *homocisteina* un aminoácido azucarado azufrado que en condiciones elevadas predispone a: Trombosis, Ateroesclerosis, Enfermedades Cardiaca, Infarto del

Miocardio y la enfermedad de Alzheimer's al stress oxidativo y a daño en el ADN. Por esta razón es aconsejable que la dieta diaria los contenga.

- *Vitamina B6:* La Vitamina B6 es muy importante en varias enzimas que están implicadas en funciones como: metabólicas, del sistema nervioso y del sistema inmunológico. Ayuda a mantener la cantidad de oxigeno que los tejidos utilizan para mantener el nivel de azúcar en la sangre. Es muy importante en la síntesis de los neurotransmisores: serotonina y dopamina. Una deficiencia de B6 incluye irritación cutánea, dolores de cabeza, lengua dolorida, depresión, confusión, convulsión, anemia. La dosis recomendada 1.3 mgs diarios para personas entre 19-50 años y de 1.4 más en personas de más de 50 años. Fuente de vitamina B6: patatas, pollo, coles de Bruselas, col rizada, semilla de girasol, sandias, jugo de tomate, brócoli, col rizada, aguacate, cereales.
- *Vitamina B12:* La vitamina B12 o Cianocobalamina actúa en procesos enzimáticos, en la prevención de anemia, ayuda en la regeneración de células rojas en la sangre. Y en el tratamiento de los pacientes con Alzheimer's. Fuente: vegetales verdes, en las levaduras, nueces, Dosis 300 mgs. diarios.
- *Ácido Fólico*: El ácido fólico ayuda en la prevención de infecciones, en el metabolismo de las proteínas, en las células rojas y en el RNA y DNA de la célula. Fuente: Quesos, huevos, hígado, naranja, ostras, semillas de girasol. Dosis: 800 mcg diarios.

II. *Liposolubles: Vitaminas A, D, E, K,*

Estas vitaminas se acumulan en el cuerpo por eso no es necesario ingerirlas todos los días. Las dosis altas o mega dosis pueden producir síntomas por efecto de exceso de depósito como:

- *Vitamina A:* protege del cáncer, el sistema inmunológico, previene la ceguera nocturna, repara la piel ayuda a la formación de huesos y dientes, ayuda en las infecciones de riñón, vejiga, resfriados, pulmones de la membrana mucosa. Dosis de Vitamina A: Adultos 2300 IU a 3000 IU unidades. Mujeres lactantes 4000 U, Niños 1000 IU. a 2000 IU diarias. Exceso de Vitamina A: produce cefalea, vómitos, alopecia, sequedad de mucosa, dermatitis, anemia, dolores óseos, hiperlipidemia, irregularidad menstrual, abortos y defectos congénitos y daños en el hígado.

- **Vitamina D:** es necesaria para la absorción del calcio y el fosforo. Es muy importante en el desarrollo y crecimiento de los huesos y dientes. Puede proteger contra el cáncer de próstata y de seno. Cuanto mayor sea el nivel de vitamina D en sangre mayor protección contra el cáncer de colon y colorectal. Se habla más de deficiencia que de exceso de vitamina D, y esto es debido que aunque la principal fuente de vitamina D se encuentra en la exposición a los rayos del sol (UV), los médicos en parte no lo recomiendan con mucha libertad con el temor de que ocurra una sobre exposición y esto conlleve a que en algunas persona produzca una apertura a desarrollar cáncer de la piel. Pero una persona solo necesita exponerse a los rayos del sol de dos a tres días a la semana por 10-15 minutos sin protección solar. Las deficiencias de vitamina D se relacionan con: Osteoporosis, y fracturas. Hoy la deficiencia también esta relacionada con un alta incidencia de desarrollo de Obesidad en algunos pacientes. La vitamina D3 es la forma activa de vitamina D. En su forma activa la vitamina D eleva la absorción de Calcio del intestino delgado. El exceso de vitamina D: produce nauseas, vómitos, calcificaciones de órganos como: riñón, corazón. La dosis recomendada de vitamina D3 en adulto joven es 400-600 IU y 800 IU en adultos que son propensos a desarrollar osteoporosis.
- **Vitamina E:** La vitamina E: Protege el cerebro del envejecimiento. Protege los pulmones de las emisiones de los carros. Protege la piel contra los efectos de los rayos UV y el ozono. Ayuda a mejorar los síntomas de la artritis y de otras enfermedades inflamatorias. Reduce el riesgo de cáncer de mamas en la mujer. Ayuda a mejorar

la visión y a evitar la formación de cataratas. Reduce el riesgo de desarrollar stroke. Reduce el riesgo de desarrollar cáncer de próstata. Reduce el riesgo de desarrollar cáncer gastrointestinal, tanto en hombre como en mujeres. La dosis recomendada es de 100-200 IU mezclada tocoferol y tocotienol. Fuente: Aceite de Oliva extra virgen, Nueces, Germen de trigo, vegetales de hojas verdes, barley, aceite de arroz.

- *Vitamina K:* La mayoría de la vitamina K que está en el cuerpo es sintetizada por bacterias buenas del intestino. Las persona que toman antibiótico aumenta en ella la necesidad de ingerir vitamina K, debido a que los antibióticos matan las cepas de bacterias buenas productora de vitamina K. La acción de la vitamina K en el cuerpo es importante en la coagulación sanguínea, para la mineralización de los huesos y para regular el crecimiento celular. La dosis recomendada es de 120 mgs. o mas diarios para los hombres de 19 años en adelante y para la mujer es de es de 90 mgs. o mas diarias. La vitamina K se encuentra en las coles de brúcelas, el coliflor, el brócoli, las acelgas, las espinacas, carnes rojas.

Minerales y Oligoelementos

Son sustancias que regulan las funciones en el organismo. Se encuentran en la dieta en cantidades pequeñas pero realizan una misión muy importante. Se eliminan por orina, sudor y las heces.

Se dividen en:

1. *Macro-elementos*: son aquellos que el cuerpo lo requiere y se miden
   en gramos /día
2. **Oligoelementos**: son necesarios en muy pequeñas cantidades y se miden en miligramos/día

- **Sodio:**

Función: en el balance hidroelectrolítico junto con el potasio. Intervienen en la conducción de impulsos nerviosos y en la actividad muscular. Deficiencia: deshidratación, debilidad muscular. Exceso: hipertensión, daño renal, Fuente: sal de mesa, alimentos procesados, pan, queso, embutidos, enlatados, espinacas, tomates, pepino.

- **Potasio:**

Función: balance hidroelectrolítico. Interviene en el almacenamiento de carbohidratos. Regulación del ritmo cardiaco, presión arterial y transmisión de impulso nervioso. Deficiencia: debilidad muscular, fatiga, mareos, confusión. El consumo de mucho café, alcohol, alimentos salados puede producir su deficiencia como el abuso de diuréticos. Fuente: Vegetales de hojas verdes, frutas, bananas, legumbres, aceitunas.

- **Calcio:**

Función: forma y mantiene el tejido óseo y los dientes. Interviene en la coagulación de la sangre, contracción muscular y transmisión del impulso nervios. El calcio constituye el 2 % del peso corporal. Deficiencia: debilidad ósea, fracturas, osteoporosis, debilidad muscular. El organismo necesita sol para sintetizar la vitamina D, absolutamente imprescindible para asimilar el calcio, además de una dieta sana es necesario tomar el sol y el aire fresco. La menopausia, el embarazo y la lactancia son periodos de la vida donde más calcio se necesita.

- **Fosforo:**

Función: Junto con el calcio interviene en la formación de los huesos y los dientes, producción de energía, constitución de las células. Deficiencia: es rara ya que el mineral está presente en todos los alimentos ricos en calcio. Pero puede producirla el consumo excesivo de antiácidos. La asimilación de este mineral depende de la vitamina D y el calcio. Fuente: hígado de cerdo, bacalao, atún, sardinas, lenguado, merluza, pollo huevo, yogurt, pasa de uva, higos, guineos.

- **Magnesio:**

Función: Interviene en la concentración y la relajación muscular y cardiaca. Activa gran variedad de enzimas y participa en la estabilización molecular. Mantiene huesos, articulaciones y cartílagos y dientes en buen estado. Deficiencia: Irritabilidad muscular nerviosa, debilidad, hipertensión. Su deficiencia suele asociarse a otras carencias nutricionales, derivadas de dietas ricas en alimentos congelados y procesados. Un elevado consumo de suplementos de fosforo, calcio y vitamina D debe ir acompañado de magnesio. Fuente: Germen de trigo, azúcar morena, almendras, nueces, soja sésamo, higos secos, hortalizas de hojas verdes.

- *Hierro:*

Función: interviene en la formación de glóbulos rojos y en el transporte de oxigeno desde los pulmones a todas las células. Deficiencia: Anemia, fatiga, depresión, palpitaciones y baja resistencia a las infecciones. La mujer, desde que comienza a menstruar hasta la menopausia, necesita el doble de hierro en la dieta.

- *Zinc:*

Función: Interviene en el crecimiento, hormonas, desarrollo sexual, producción de insulina, inmunidad y formación de espermatozoide, desarrollo epidérmico y capilar. Deficiencia: alteración del crecimiento, alteración inmunitaria, pérdida de peso, problemas cutáneos, libido baja, perdida del gusto y del olfato. Grandes cantidades de salvado puede inhibir la absorción de zinc. Fuente: carne roja, huevos, ostras, mariscos, pescados, legumbres, semillas de girasol, nueces.

- **Selenio:**

Función: es antioxidante como la vitamina E contra los radicales libres. Ayuda a protegernos contra el cáncer, colabora en las funciones hepáticas, cardiacas y reproductoras. Deficiencias: son raras, puede ocurrir donde la tierra no contiene suficiente cantidad de este mineral. Puede producir dolor muscular e incluso miocardiopatías. Las áreas geográficas pobres en selenio tienen una mayor incidencia de cáncer. Es el mas tóxico de los minerales incluidos en la dieta. La ingestión en dosis alta manifiesta con pérdida de cabello, alteración de las unas y dientes, nauseas, vómito y aliento a leche agria. Fuente: Carne, pescado, marisco aves, germen de trigo, lácteos, ajo, cebolla, verduras, si han sido cultivadas en tierras ricas en este mineral.

- **Cobre:**

Función: estimula el sistema inmunológico. Fuente: vegetales verdes, pescado, lentejas, hígado.

- **Yodo:**

Función: forma parte de la hormona tiroideas, interviene en el crecimiento y maduración del organismo, afecta la piel, el pelo las unas, los dientes y los huesos. Deficiencia: su falta en la dieta favorece la aparición del hipotiroidismo. Fuente: algas, pescados, mariscos, cereales, carnes magras, huevos, leche, ajo, cebolla, limón, ananá, verduras de hojas, frutos secos.

- **Manganeso:**

Función: Interviene en la formación de huesos y funciones reproductoras. Fuentes: Pan integral, hortalizas, carne, leche y derivados, crustáceos, frutos secos

- **Cobalto:**

Función: componente esencial de la vitamina B12. Ayuda a reducir la presión arterial y dilata los vasos sanguíneos, favorece la fijación de la glucosa a los tejidos. Fuente: ostras, legumbres, cereales, arroz integral, ajo, cebolla, sésamo ginseng.

- **Flúor:**

Función: previene la aparición de caries, ayuda a frenar la aparición de osteoporosis. Fuente: pescado, marisco, te, verduras, hortalizas, cereales integrales, legumbres, cebolla.

- **Litio:**

Función: actúa sobre el sistema nervioso y afecciones nerviosas. Fuente: cereales, legumbres, batata, tomate, nabos, ajíes, frutillas, frambuesas, brotes de soja.

- **Níquel:**

Función: interviene en el crecimiento y anemias y enfermedades infecciosas. Fuentes: moluscos, levaduras de cerveza, arroz integral, legumbres.

- **Silicio:**

Función: aumenta la elasticidad y resistencia de los huesos, previene la arterioesclerosis, retrasa el envejecimiento y equilibra el sistema nervioso. Fuente: cereales integrales, la levadura de cerveza, el maíz, calabaza, sandia, carnes vacunas.

Capítulo 9

ALIMENTOS QUE SON MEDICINA

LOS FITO NUTRIENTES son sustancias biológicamente activas que dan a las frutas y a los vegetales su color, sabor, olor y resistencia natural a las enfermedades. Es por eso que tienen importancia y beneficios para la salud del cuerpo. Debido a esto juegan un papel muy importante en la prevención del cáncer y de las enfermedades cardiacas.

El poder curativo que tienen los alimentos sea: carbohidratos, proteínas o grasas al ser ingeridos son convertidos y digeridos en forma de aminoácidos, glucosa y ácidos grasos y enviados por el torrente sanguíneo, esto tiene un poderoso impacto en el cuerpo y en tu salud más que cualquier medicina que tu doctor te haya recetado.

Algo que puede ser considerado una prueba de esto, es que en los Estados Unidos existe hoy en día más incidencia de muerte relacionada con el estilo de vida, como son cáncer, diabetes, enfermedades del corazón y accidentes, que en las personas que viven en países del tercer mundo, la razón dicen los científicos está relacionado con lo que se pone en los platos de comida. Indica el estudio que en esos países la comida procesada no es parte del diario vivir, y por el contrario la dieta de los países desarrollados está cargada de alimentos procesados artificialmente en más del 85 %.

Los científicos han encontrado en la mayoría de las frutas unas sustancias llamadas Fito nutrientes que ejercen poder antioxidante y juegan un papel importante en la prevención del cáncer y de enfermedades cardiacas. Algunos investigadores calculan que algún día se catalogaran y comprenderán cuarenta mil *Fito nutrientes*. Y es que los Fito nutrientes están con que el consumo de ellos por los seres humanos, se relaciona a menores tasas de muchos canceres y protegen o retrasan la progresión de la demencia y el declive cognitivo relacionado con la edad. Estos aumentan la longevidad y se relaciona con menores índices de enfermedades crónicas, y nos protegen contra las cataratas y degeneración macular.

El consumo regular de fito-nutientes es el mejor, seguro y natural tratamiento que se puede recomendar para proteger a una persona de todas las enfermedades degenerativas incluyendo el cáncer y las enfermedades cardiacas.

Aquí una lista de algunos de los vegetales, frutas y hierbas que contienen Fito nutrientes:

Manzanas: Contienen pectina y quercetin que actúan:

- Baja el colesterol;
- Protege contra el cáncer;
- Protege contra enfermedades cardiacas;

Moras: Contienen antocimina, ácido elagico y pectin, actúan:

- Beneficia la visión;
- Protege contra el cáncer;
- Baja el colesterol;

Zanahorias: Contienen: alfa caroteno, beta caroteno, calcio, y péctate, que actúa:

- Protege contra el cáncer;
- Protege contra las enfermedades del corazón;
- Protege contra accidentes cerebrales;

Vegetales de Hojas Verdes: Espinacas y Kale. Contienen: ácido fólico, acido alfa lipoico, luteína, que:

- Previene la degeneración macular;
- Ayuda a proteger con ataque del corazón;
- Protege contra el cáncer;

Equinacia:
Contiene: complejo de polisacáridos que actúan como:

- Estimulante del sistema inmunológico;
- Antiinflamatorio;
- Antiviral/antibacterial;

Frutas Cítricas: (toronjas, naranjas, lima, limones, tangerinas)
Contienen: d-limonen, flavonoides, licopeno, vitamina C que actúan:

- Bajan el colesterol;
- Protegen contra el cáncer;
- Protegen contra enfermedades cardiacas;

Ajo:
Contiene ajoene, selenio y sulfuro compuesto que actúan como un antibiótico natural y antifungal y:

- Previene los coágulos en la sangre;
- Previene contra enfermedades cardiacas;
- Protege contra el cáncer;

Zarzamoras (frutilla):
Contiene flavonoides que actúan como antiinflamatorios;

- Baja la presión arterial;

- Protege contra las enfermedades del corazón;

Raíz de Ipequana:
Contiene: emetia que actúa como un antiinflamatorio y actúa:

- Ayudando a la digestión;
- Protege contra el cáncer;

Jugos de frutas tropicales (guayabas, kiwi, mangos, piñas)

- Protege contra el cáncer;
- Protege contra enfermedades del corazón;
- Estimula el sistema inmune;

Kava kava:
Contiene: kavalactone que:

- Ayuda con el insomnio;
- Induce la relajación;
- Estimula el sistema inmune;

Legumbres (lentejas, frijoles secos, peas)
Contienen: fibras y folatos que:

- Ayudan a controlar la diabetes;
- Bajar el colesterol;
- Protegen contra enfermedades cardiovasculares;

Melones: (melón cantalupo, sandia, honeydew)
Contienen: beta caroteno, licopeno, potasio, vitamina c, que:

- Ayudan a bajar la presión arterial;
- Protegen contra el cáncer;

- Protege contra enfermedades cardiovasculares;

Nueces y Semillas:
Contienen arginina, vitaminas B, magnesio, selenio, vitamina C y zinc, que actúan:

- Balanceando las hormonas eicosanoides;
- Ayudan con la pérdida de peso;
- Aumentan los niveles de colesterol bueno (HDL);
- Protege contra enfermedades del corazón;

Cebollas:
Contienen queretana y selenio, que ayudan en:

- Proteger contra enfermedades cardiovasculares;
- Protegen contra las enfermedades del corazón;
- Reduce el riesgo de accidentes cerebrovasculares;

Te de Poli fenol: (Camelias sinensis) (té negro, té verde)
Contienen: contienen poli fenoles y catechin, que actúan:

- Bajando el riesgo de enfermedades del corazón;
- Previene la oxidación del Colesterol malo (LDL);
- Protegen contra el cáncer;

Quinina (Peruvian Bark)
Contiene: Alcaloides y chinchora que actúan como:

- Anti malaria;
- Estabilizador de la membrana;
- Previene los calambres nocturnos;

Uvas Rojas y el Vino:
Contiene: fenoles, quercetin, y reverestrol que actúan:

- Previniendo la oxidación del colesterol malo (LDL);
- Protege contra las enfermedades del corazón y la ceguera;
- Ayuda a regular la circulación sanguínea.

Soya y Tofu:
Contienen: genistein, isofalvonas y Fito estrógenos que actúan:

- Bajando el colesterol y los triglicéridos;
- Previene la oxidación del colesterol malo (LDL) y la formación de coágulos en las arterias;
- Protege contra el cáncer de mama y de próstata.

Tomates: (cocinados con aceite).
Contienen: ácido licopeno, y acido p-cumarico y chlorogenic, que actúan:

- Disminuyendo el riesgo de cáncer de esófago;
- Proteje contra el cáncer de próstata y cérvix;
- Protege contra enfermedades del corazón.

Especies: Polvo de Curry y Turmeric:
Contienen: compuesto de curcuminoide y fenólico, que actúan:

- En las funciones del hígado y la digestión;
- Reduce la inflamación y bajan el colesterol;
- Protege contra fibrosis quísticas;

Vegetales Crucíferos: (brócoli, col de Bruselas, calabaza)
Contienen: fibras, indol y sulfofane que actúan:

- Bajando el colesterol;

- Protege contra el cáncer;
- Protege contra la degeneración macular.

Nueces:
Contienen: grasas polinsaturadas y omega-s (EFA) que actúan:

- Previniendo las enfermedades del corazón;
- Reduce el colesterol;
- Reduce el riesgo de stroke;

Naranjas y Vegetales Amarillos:
Contienen: carotenoides y flavonoides que:

- Protegen contra el cáncer;
- Protegen contra enfermedades cardiacas;
- Estimulan la función del sistema inmune.

Vegetales que contienen Zeaxantinas: (remolachas, berros, collard)
Contienen: zeaxantinas que:

- Ayudan a la visión;
- Baja el colesterol;
- Previenen el cáncer, principalmente el cáncer de cérvix.

Capítulo 10

ADOPTANDO NUEVOS HÁBITOS ALIMENTICIOS

LOS NUTRICIONISTAS, MÉDICOS y autoridades de salud recomiendan que para mantener una buena saludad, es necesario un cambio en los hábitos alimenticios. Una guía simple pero efectiva para empezar a implementar esos buenos hábitos alimenticios es:

1. Comenzar a ingerir 5 porciones pequeñas de comidas diarias: *desayuno, merienda, almuerzo, merienda, cena.*

    El Desayuno debe de ser como el de una reina, y debe contener: *huevos, leche, cereales y frutas.*

    El Almuerzo como el de una princesa, con una combinación de proteínas magras: *pollo, pavo o pescado, granos, vegetales y frutas.*

    La Cena debe de representar la de un mendigo en relación a su cantidad, no así en lo que contiene en nutrientes en forma de carnes, preferible blancas: *pollo, pescado, pavo, y vegetales.*

2. Comer con moderación estos alimentos: sal y grasas saturadas y azucares refinados. Moderar el consumo de carnes rojas. Preferir el aceite de oliva para aderezar las ensaladas en vez de las salsas cremosas por su alto contenido en sodio.

3. Realizar periódicamente un *El Ayuno Terapéutico:* éste tipo de ayuno tiene varias maneras de llevarlo a cabo. Por ejemplo con caldos, frutas y vegetales. Principalmente está dirigido a provocar, que con la ingesta de ciertos tipos de alimentos, se produzca una desintoxicación, y a la vez un

descanso del cuerpo; de las comidas que hemos ingeridos y de las toxinas que se han acumulados, para así producir un efecto depurativo que su fin será el de regenerar y sanar

Este tipo de ayuno lo podemos hacer parte de una alimentación sana, comenzando a implementarlo por ejemplo, con un día sólo de frutas, o de ensaladas verdes, haciendo sólo una o dos comidas al día, e ingiriendo agua y descansando, o con caldos hecho a base de vegetales como (el apio, la cebolla, el pepino, repollo o col), acompañados o alternados con frutas tomando solo caldo durante el día y suficiente agua.

La persona que decide hacerlo podría comenzar con periodos cortos primero y luego haciéndolo por mas días, por 3, 7, 14, y 21 días cada 3-4 meses o según sea la necesidad. Luego de ese periodo de tiempo se comenzara a hacer una alimentación balanceada de acuerdo por ejemplo a lo que hemos aprendido en los capítulos anteriores en relación a la alimentación sana. La personas que tengan algún tipo de enfermedad no olvidar consultas a su médico para que el autorice que se puede someter a este régimen alimenticio mientras esta bajo cualquier tratamiento médico.

Hacer Ejercicios

1. *Ejercítate diariamente:* A parte de una buena alimentación también debemos someter nuestro cuerpo a por lo menos 30 minutos de ejercicios diarios. Inicia tu día con una sesión de respiración profunda. Trata de tomar aire fresco. Recordemos que la respiración es la primera función de la vida. Los ejercicios producen músculos, ayudan a quemar caloría y producen energía.

    Mantén un peso saludable de acuerdo a tu edad. Que el índice de tu metabolismo basal (IMB) se mantenga entre 18-24. Y tu cintura en menos de 35 cm. Esto es así porque por encima de esta medida existe una posibilidad mayor de desarrollar enfermedades del corazón

2. *Incluye suplementos vitamínicos*, minerales y antioxidantes en tu dieta diaria como: *Complejo Multi-vitamínico, Aceite Omega 3, Probióticos, Antioxidantes*, y para la mujer que está pasando el llamado cambio de vida "*La menopausia*", debe ingerir minerales como *calcio, magnesio y vitamina D*, para contribuir a la salud de sus huesos y la prevención de la Osteoporosis.

   En ocasiones puede incluir *hierbas naturales* como efecto natural que mimetizan la acción de las hormonas femeninas estrógenos y progesteronas, para calmar o aminorar los síntomas que aparecen en esta etapa de la vida de cada mujer como por ejemplo: *la Soja, el Black Cohosh y el Wild Yam*

El Agua

3. *El cuerpo contiene 90 % de agua y el peso total en agua es de 70 % Generalmente se aconseja ingerir de 6 a 8 vasos de agua diariamente.* El agua contribuye a la desintoxicación del cuerpo, la digestión, la temperatura, a la eliminación y a la circulación. Una medida exacta sería tomar la mitad de tu peso corporal en onzas. La cantidad de agua que cada cuerpo necesita dependerá también de su temperatura, la humedad y el aire, la cantidad de ejercicio que hace y el metabolismo individual y del tipo de comida que come y bebe.

El Descanso

4. *Descansar de 6 a 8 horas diarias.* Esto permite al cuerpo regenerarse durante las horas de sueño. Esto sería como acostarte a las 10: 00 de la noche y levantarte a las 6: 00 de la mañana.

Capítulo 11

EXAMENES PREVENTIVOS DE SALUD

LOS EXÁMENES PREVENTIVOS de salud es otra herramienta importante para mantenerte tu cuerpo sano. Es importante tener en cuenta la prevención de enfermedades, un el examen médico es una forma de prevenir y confirmar tu buen estado de salud, y determinara que nivel de prevención y cuidado necesitas.

De acuerdo a la Asociación Mundial de la Salud para cada región se recomienda:

- **De los 18 años en adelante** si tienes o has tenido vida sexual: Una citología vaginal o Papanicolau. Realizarte un auto-examen manual de los senos mensualmente. Inmunización de acuerdo a los estándares establecidos por la Asociación Medica Mundial para cada región.
- **De los 40 años en adelante**: Prueba de detección temprana del cáncer de mamas (mamografía + citología vaginal anual).
- **De 50 años en adelante:** mamografía, citología vaginal, prueba de densidad ósea para prevenir la osteoporosis, Niveles de Vitamina D en sangre, Una Colonoscopia para la detención temprana del cáncer del colon.
- Mantener tu presión arterial no más de 130/80 mmHg. Es importante que una vez al año, o según lo indique tu medico,
- Examen de Sangre para determinar los niveles de azúcar (Glucosa) en la sangre la cual debe mantenerse por debajo de 99mgs. Además de los niveles de Colesterol lo cual

debes mantener por debajo de 200 mg/dl. LDL-C (llamado comúnmente colesterol malo), por debajo de 140 mg/dl. Estas dos pruebas son importantes para prevenir diabetes y enfermedades del corazón.

- **De los 65 años en adelante,** hay ciertas vacunas que deben de administrarse como son las de la neumonía y las de la Influenza recomendadas por la temporadas y en pacientes de alto riesgo. De igual manera la prevención es importante para evitar siempre el desarrollo de las enfermedades crónicas y los efectos del envejecimiento.
- Además de conservar un Peso Saludable y Masa Corporal de acuerdo a tu edad y estatura.
- *Cuida tu Piel:* Ingerir agua suficiente, usar bloqueadores solares y usar cremas hidratantes, te mantendrá lejos de los efectos de los radicales libres, responsables de la mayoría de los tipos de cáncer en la piel y del envejecimiento cutáneo prematuro. Si es posible hazte analizar tu piel por una experta en el cuidado

Un consejo final: Si no te has sometido a tu examen anual de prevención, es tiempo de que lo haga. Llama a tu oficina local, y solicita una cita hoy. Salud.

Bibliografía

1. Hidroterapia-Wikipedia, la enciclopedia libre-2007.
2. SPA Medicine-Your Gateway to Ageless Zone-Stephen Sinatra and Jorge Suarez-Menéndez-1st Ed 2004.
3. Alimentos que Curan-Nuevo Estilo de Vida-Dr. Jorge D. Pamplona Roger-1995
4. Nutrición y Calidad de Vida-Dr. Félix M Escaño Polanco-2000
5. The Core Balance Diet-Marcelle Pick, MSN with Genevieve Morgan-2009
6. Los Siete Pilares de la Salud-Dr. Don Colbert –Ed 2007
7. La Biblia: Antigua Versión de Casidoro de Reina, 1960.

Printed in the United States
By Bookmasters